河南中医药大学第一附属医院
全国名老中医药专家传承工作室建设项目成果

当代名老中医临证精粹丛书·第一辑

总主编　朱明军

崔公让论治周围血管病

主编　崔炎　张榜　吴建萍

U0346506

全国百佳图书出版单位
中国中医药出版社
·北京·

图书在版编目（CIP）数据

崔公让论治周围血管病 / 崔炎，张榜，吴建萍主编 . —北京：中国中医药出版社，2021.11
（当代名老中医临证精粹丛书 . 第一辑）
ISBN 978-7-5132-7263-6

Ⅰ . ①崔⋯　Ⅱ . ①崔⋯　②张⋯　③吴⋯　Ⅲ . ①血管疾病—中医临床—经验—中国—现代　Ⅳ . ① R259.43

中国版本图书馆 CIP 数据核字（2021）第 214419 号

中国中医药出版社出版

北京经济技术开发区科创十三街 31 号院二区 8 号楼
邮政编码　100176
传真　010-64405721
河北省武强县画业有限责任公司印刷
各地新华书店经销

开本 880×1230　1/32　印张 8.75　彩插 0.5　字数 182 千字
2021 年 11 月第 1 版　2021 年 11 月第 1 次印刷
书号　ISBN 978 - 7 - 5132 - 7263 - 6

定价　49.00 元
网址　www.cptcm.com

服 务 热 线　010-64405510
购 书 热 线　010-89535836
维 权 打 假　010-64405753

微信服务号　zgzyycbs
微商城网址　https://kdt.im/LIdUGr
官 方 微 博　http://e.weibo.com/cptcm
天猫旗舰店网址　https://zgzyycbs.tmall.com

如有印装质量问题请与本社出版部联系（010-64405510）

感　悟

闲暇之时常思之，古之先哲名句；

若航海之北斗，渡漠之指南；

放眼望去，宇宙之浩不可知其边，分子之小不可窥其微；

日月星辰，电子、中子、质子；

莫过是宙宇之点缀；

真可谓：有之以为利，无之以为用；

金石玉器无谓之不坚，河江之水无谓之不柔；

然而滴水穿石，物溶于水；

真可谓：弱可胜强，柔可克刚；

极目远眺，万物缤纷，目不尽其极；

细想之，不可视者远众于物；

可视者绝非真，真者不可全视；

真可谓：色即是空，空即是色；

纵观古往今来之将相，多如田野之稗草；

让人们深深缅怀者，又如晨曦之寒星；

成功之道：执两用中。

以上警语虽为处事之哲理，

也可作为医者之格言。

崔公让

2017 年元旦于郑州

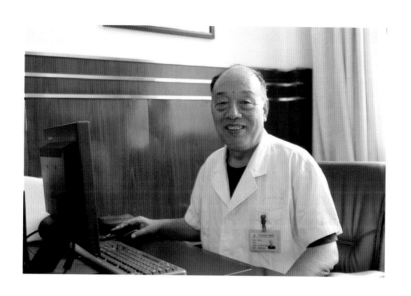

崔公让（1938—），男，汉族，河南漯河人。河南中医药大学第一附属医院主任医师，教授，硕士生导师。出身于中医世家，1962年毕业于河南中医学院，师承张望之、司万青等中原名医。首届"全国名中医"，第二、四批全国老中医药专家学术经验继承工作指导老师。曾获得"河南省先进工作者"、郑州市"五一劳动奖章"等荣誉，1992年起享受国务院特殊津贴，2008年获"河南省中医事业终身成就奖"，2019年获"中国中西医结合学会终身成就奖"。

历任中国中西医结合学会周围血管疾病专业委员会主任委员，中华中医药学会外科专业委员会顾问，中华中医药学会脉管专业委员会副主任委员，河南省中医外科学会名誉会长，河南省中西医结合学会周围血管疾病分会顾问，《中国中西医结合外科杂志》编委会副主任、《世界中医药杂志》编委会顾问、河南省文史馆馆员，河南省政协委员等。

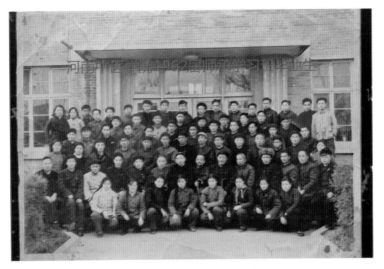

1962 年毕业于河南中医学院（现河南中医药大学）学徒班（后排右七
为崔公让教授）

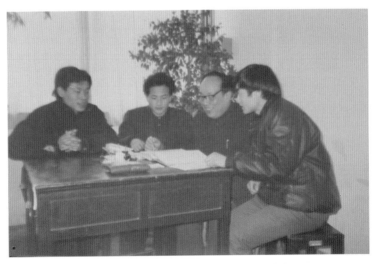

1985 年临床带教（右二为崔公让教授）

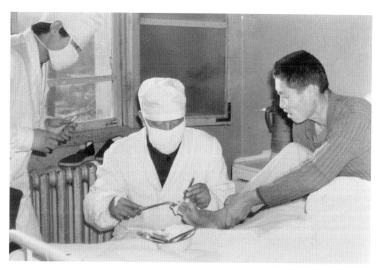

20世纪80年代给脱疽患者外科换药（中间为崔公让教授）

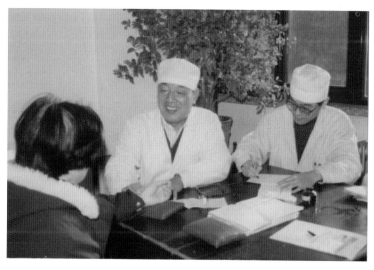

20世纪90年代门诊带教诊病（中间为崔公让教授）

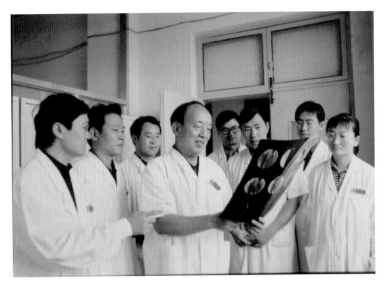

1995年带领科室医师查房讨论疑难病例（左四为崔公让教授）

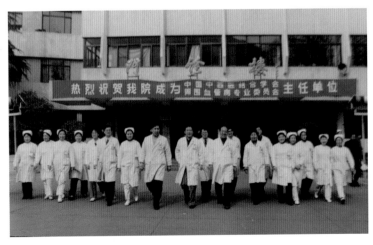

1999年崔公让教授担任中国中西医结合学会周围血管病专业委员会第五届主任委员

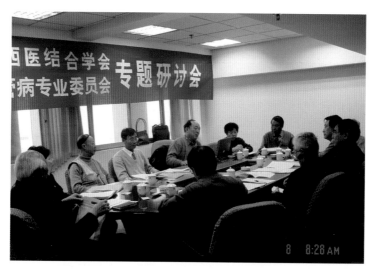

2003 年组织我国中西医周围血管病专家召开制定国内第一个《糖尿病肢体闭塞性动脉硬化》诊疗标准

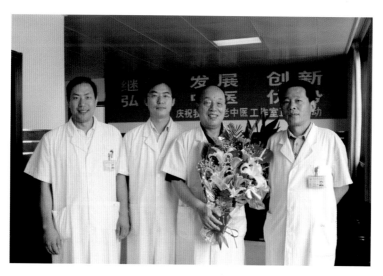

2008 年成立崔公让名医工作室（右二为崔公让）

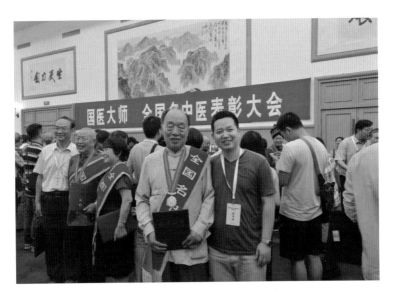

2017 年崔公让荣获首届"全国名中医"称号

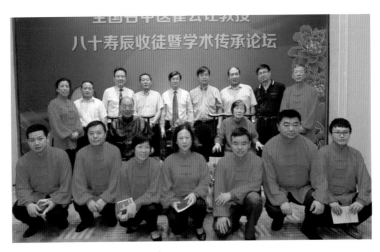

2017 年崔公让八十寿辰收徒及师徒合影

《当代名老中医临证精粹丛书·第一辑》
编委会

本书编委会

总序 1

中医药学博大精深，具有独特的理论体系和疗效优势，是中国传统文化的瑰宝，也是打开中华文明宝库的钥匙，为中华民族的繁衍昌盛做出了不可磨灭的巨大贡献。当下，中医药发展正值天时地利人和的大好时机，"传承精华，守正创新"是中医药自身发展的要求，也是时代主题。党和国家高度重视中医药事业的发展，陆续出台了一系列扶持中医药传承工作的政策，以推动名老中医经验传承工作的开展。

河南地处中原，天地之中，人杰地灵。中原大地曾经孕育了医圣张仲景，时代变迁，医学进步。河南中医药大学第一附属医院经过近 70 年的发展，涌现出了一大批中医药大家、名家，这些名老中医几十年勤于临床，他们奉献了毕生心血，专心临床，服务人民。为更好地传承学习这些名家的学术思想，医院组织撰写了《当代名老中医临证精粹丛书》。该丛书汇集了河南中医药大学第一附属医院名老中医毕生宝贵经验，从临证心得、遣方用药、特色疗法等不同方面反映了老中医们的学术思想。他们之中很多人早已享誉医坛、造福一方，在省内乃至全国均有较大的影响。如国医大师李振华，全国名中医崔公让、丁樱，全国中医药高校教学名师赵文霞等，这些中医专家在内、外、妇、儿等疾病治疗和学术研究等方面均有很高建树。

该丛书内容丰富、实用，能为后来医者开阔思路、指明方向，为患者带来福音，对中医药事业的发展可谓是一件幸事。相信这套丛书的出版，一定会受到医者的青睐，各位名老中医的学术思想和临证经验一定会得到更好的继承和发扬。

　　整理名老中医的学术思想和临床经验并付梓出版，是中医药传承创新的最好体现，也是名老中医应有之责任和自我担当。值此盛世，党和国家大力支持，杏林中人奋发向上，定能使中医药事业推陈致新，繁荣昌盛，造福广大人民健康，是以为序。

中央文史研究馆馆员

中国工程院院士

中国中医科学院名誉院长

王永炎

2021 年 9 月

总序 2

名老中医是中医队伍中学术造诣深厚、临床技艺高超的群体，是将中医理论、前人经验与当今临床实践相结合的典范。对于名老中医学术思想和临证经验的传承和发扬，不仅是培养造就新一代名医，提高临床诊治水平的内在需求，也是传承创新发展中医药学术思想工作的重要内容，更是推动中医药历久弥新、学术常青的内在动力。我在天津中医药大学和中国中医科学院任职期间都将此事作为中医药学科建设和学术发展的重要内容进行重点规划和落实，出版了系列的专著。留下了几代名老中医殊为宝贵的临床经验和学术思想，以此告慰前辈而无愧。

河南地处中原，是华夏文明的发祥地，也是中医药文化发生、发展的渊薮。历史上河南名医辈出，为中医学的发展做出了重要贡献。南阳名医张仲景的《伤寒杂病论》及其所载经方，更是被历代医家奉为经典，历代研习者不计其数，正所谓"法崇仲景思常沛，医学长沙自有真"。此后，攻下宗师张从正、医学泰斗滑寿、食疗专家孟诜、伤寒学家郭雍、温病学家杨栗山、本草学家吴其濬等名医名家，皆出自于河南。据考，载于史册的河南名医有一千多人，流传后世的医学著作六百余部，这是河南中医的珍贵财富。

河南中医药大学第一附属医院始建于 1953 年，建院至今先后涌现出李振华、袁子震、吕承全、李秀林、李普、郑颉云、黄明志、张磊等一批全国知名的中医大家。医院历届领导均十分重视名老中医药专家的学术经验传承工作，一直投入足够的财力和人力在名老中医工作室的建设方面，为名老中医药专家学术继承工作铺路、搭桥，为名老中医培养继承人团队。医院近些年来乘势而上，奋发有为，软硬件大为改观，服务能力、科研水平及人才培养都取得令人瞩目的成绩。特别是坚持中医药特色和优势，在坚持传承精华，守正创新方面更是形成了自己的特色。集全院力量，下足大功力，所编著的《当代名老中医临证精粹丛书》的出版就是很好的例证。

该丛书内容详实、治学严谨，分别从医家小传、学术精华、临证精粹、弟子心悟等四个章节，全面反映了诸位名老中医精湛的医术和深厚的学术洞见，结集出版，将极大有益于启迪后学同道，故乐为之序。

中国工程院院士

天津中医药大学　名誉校长

中国中医科学院　名誉院长

2021 年 9 月于天津团泊湖畔

总序 3

欣闻河南中医药大学第一附属医院与中国中医药出版社联合组织策划编写的《当代名老中医临证精粹丛书》即将出版，内心十分高兴，入选此套丛书的专家均为全国老中医药专家学术经验继承工作指导老师，仔细算来这应该是国内为数不多的以医院出面组织编写的全国名老中医临证经验丛书，可见河南中医药大学第一附属医院对名老中医专家经验传承工作的高度重视。

河南是中华民族灿烂文化的重要发祥地，也是中医药文化的发源地、医圣张仲景的诞生地。自古以来就孕育培养了诸多中医名家，如张仲景、王怀隐、张子和等；也有很多经典中医名著流芳千古，如《黄帝内经》《伤寒杂病论》《太平圣惠方》《儒门事亲》等；中华人民共和国成立后，国家中医药管理局开展全国名老中医药专家学术经验继承指导工作及全国名老中医药专家工作室建设，更是培养出一大批优秀中医临床人才和深受百姓爱戴的知名医家。实践证明，全国老中医药专家学术经验继承工作是继承发扬中医药学，培养造就高层次中医临床人才和中药技术人才的重要途径，是实施中医药继续教育的重要形式。这项工作的开展，加速了中医药人才的培养，推进了中医药学术的研究、继承与发展。

作为河南中医药事业发展的排头兵，河南中医药大学第一附属医院汇集了众多知名医家。这套丛书收录了河南中医药大学第一附属医院名老中医的特色临证经验（其中除国医大师李振华教授、全国名老中医冯宪章教授仙逝外，其余均健在）。该丛书的前期组织策划和编写工作历时近两年，期间多次修订编纂，力求精心打造出一套内容详实，辨证精准，笔触细腻的中医临床经验总结书籍。相信通过这套丛书的出版一定能给广大中医工作者和中医爱好者带来巨大收益，同时也必将推进我省中医药学术的研究、继承与发展。有感于此，欣然为序。

最后奉诗一首：

中医一院不寻常，
诸位名师泛宝光。
继往开来成大统，
章章卷卷术精良。

国医大师　张磊

2021 年 10 月

丛书编写说明

　　河南中医药大学第一附属医院经过近70年栉风沐雨的发展，各方面建设都取得了长足的发展，特别是在国家中医药管理局开展全国名老中医药专家学术经验继承指导工作及全国名老中医药专家工作室建设工作以来，更是培养了一大批优秀的中医临床人才和深受百姓爱戴的知名专家，为了更好地总结、凝练、传承这些大家、名医的学术思想，展现近20年来我院在名老中医药传承工作中取得的成果，医院联合中国中医药出版社策划编撰了本套丛书。

　　该丛书囊括我院内、外、妇、儿等专业中医名家的临证经验，每位专家经验独立成册。每册按照医家小传、学术精华、临证精粹、弟子心悟等四个章节进行编写。其中"医家小传"涵盖了医家简介、成才之路；"学术精华"介绍名老中医药专家对中医的认识、各自的学术观点及自身的独特临证思想；"临证精粹"写出了名老中医药专家通过多年临床实践积累的丰富而宝贵的经验，如专病的临床诊疗特点、诊疗原则、用药特点、经验用方等；"弟子心悟"则从老中医们传承者的视角解读对名老中医专家中医临证经验、中医思维及临床诊疗用药的感悟，同时还有传承者自己的创新和发挥，充分体现了中医药传承创新发展的基本脉络。

　　本套丛书着重突出以下特点：①注重原汁原味的传承：

我们尽可能地收集能反映名老中医药专家成长、成才的真实一手材料，深刻体悟他们成长经历中蕴含的学习中医的心得，学术理论和临床实践特色形成的背景。②立体化、全方位展现名老中医学术思想：丛书从名老中医、继承者等不同角度展现名老中医专家最擅长疾病的诊疗，结合典型医案，系统、全面地展现名老中医药专家的学术思想和临证特色。

希望本套丛书的出版能够更好地传播我院全国名老中医专家毕生经验，全面展现他们的学术思想内涵，深入挖掘中医药宝库中的精华，为立志传承岐黄薪火的新一代医者提供宝贵的学习经验。为此，丛书编委会的各位专家本着严谨求实、保质保量的原则，集思广益，共同完成了本套丛书的编写，在此谨向各位名老中医专家及编者表示崇高的敬意和真诚的谢意！

丛书在编写的过程中，得到了王永炎院士、张伯礼院士、国医大师张磊教授等老前辈的指导和帮助，在此表示衷心的感谢和诚挚的敬意！

河南中医药大学第一附属医院

2021 年 8 月 30 日

本书前言

党的十八大以来，扶持中医药事业已步入了快速发展的重要阶段，中医药作为卫生、经济、科技、文化、生态"五种资源"的定位已深入人心，中医药迎来了天时、地利、人和的历史性机遇。著名中医学家的学术经验和临证经验，一定程度上反映了当代中医学的学术水平。然许多名老中医药专家年事已高，积累了毕生的临床经验，正处于学术的成熟期，弥足珍贵，稍纵即逝。深层次探索挖掘名老中医药专家学术思想内涵和人文精神，将其推广应用于世，并使杏林后学们吸取并传承其经验精华，不断推动中医学的发展。

我师崔公让教授从医六十余载，博采众长，融会贯通，勤于临床，勇于探索，积累了丰富的临床经验，形成了自己独特的诊疗风格和鲜明的学术思想，临证组方用药师而不泥，不拘陈法，革旧鼎新，廉便有效。笔者有幸作为第二批全国老中医药专家学术经验继承工作指导老师崔公让学术继承人，多年来朝夕相处，耳濡目染，感恩师口传心授，获益良多。现整理恩师临证医案及临床经验，总结提炼学术思想精华，供同道参考。

中医药学的进步与发展，关键在于人才，青年一代的中医药人才要想尽快成长起来，需要将传统与现代学习方式紧密结合，学习大医悬壶济世之术，继承名师大医精诚之心。

名老中医药专家以毕生的经验形成其独具个人特色的中医文化素养，是中医药界的宝贵财富，需要青年一代不断学习、挖掘和继承。

希望通过本书，能够使恩师的学术思想和临证经验得到较好的继承和发扬，提高后学的临床诊疗和技术水平，从而为中医药事业的繁荣昌盛、继承与发展做出贡献。由于时间仓促，遗漏或错误在所难免，敬请广大读者提出宝贵意见，以便再版时修订提高！

崔炎　张榜　吴建萍

2021 年 9 月

目　录

第四章 弟子心悟（访谈）

第一章

医家小传

　　崔公让，男，汉族，出生于 1938 年农历九月，河南省漯河市人。河南中医药大学第一附属医院主任医师、教授、硕士研究生导师。著名中西医结合学家、中医外科专家、周围血管病专家。首届"全国名中医"，全国第二批、第四批名老中医药专家学术经验继承工作指导老师。首批全国名老中医药专家传承工作室指导老师，国务院政府特殊津贴享受者，"河南省中医事业终身成就奖"获得者。

　　崔公让教授历任中国中西医结合学会学术部第五届、第六届理事，中国中西医结合学会周围血管疾病专业委员会第五、六届主任委员，第七、八届名誉主任委员，中华中医药学会外科分会顾问，中华中医药学会脉管专业委员会副主任委员，中华中医药信息研究会中药外治分会名誉主任委员，河南中医外科学会名誉会长，河南省中西医结合学会周围血管疾病分会顾问，《中国中西医结合外科杂志》编辑部副主任，《世界中医药杂志》编辑委员会顾问，河南中医药大学第一附属医院学术委员会委员，洛阳市第一中医院特聘专家，仲景学院国医讲师，寻医问药网医学专家顾问，河南省卫生技术中医专业高级职务评审委员，郑州市干部保健特聘专家，河南省政协第八届委员，郑州市金水区第七、八届人大代表，河南省文史馆馆员等。

　　崔公让教授幼年丧父，青少年时期随母亲黄丽卿辨识中草药，学习中医基础理论知识，对中医产生了浓厚兴趣；中学期间，受生活所迫两次辍学，17岁参加工作，担任小学教师教书育人，闲暇之余勤读古籍。1959年，崔公让教授考入河南中医学院学徒班，上午跟师临床，下午系统学习中医理论知识，夜间苦读中医经典，同时坚持每天早晨到省业余文学班进修古典文学。其间得到中原名医张望之、司万青先生亲授，尽得真传；1962年毕业后留任河南中医学院附属医院，从事中医外科工作，开始接诊脉管炎患者；1963年被医院派往河北沧州地区医院、天津血液研究所、山东中医学院附属医院中医外科参观学习；1965年受河南省卫生厅中医处委派，赴南阳市邓县跟随中医扶阳派名家周连三先生学习并总结临床经验；1972年开设河南省首家周围血管病专科，担任科室主任，同年参加国家卫生部在济南举办的血栓闭塞性脉管炎学习班；1973年在河南省卫生厅领导的支持下，主办河南省首届"脉管炎诊疗学习班"，并担任主讲教师；1978年晋升为主治医师，同年受邀参加在济南市召开的周围血管疾病学术交流会，会上结识国内中西医界血管外科领军人物王嘉桔教授、王书桂教授、尚德俊教授，受益匪浅；1981年，参加中国中西医结合学会在西安筹建周围血管疾病专业委员会，被选为第一届委员；1986年晋升为副主任医师，1992年晋升为主任医师；1998年退休，之后被河南中医学院第一附属医院返聘，担任周围血管病科名誉主任，工作至今；1999—2009年，担任中国中西医结合学会周围血管病专业委员会主任委员，主持全国周围血管疾病防治工作。

1993年10月，崔公让教授为我国高等教育事业做出突出贡献而受国务院表彰并享受政府特殊津贴；1996年1月被河南省人民政府聘为"河南省文史研究馆馆员"；1997年12月获得河南省人事厅、卫生厅、中医管理局颁发的"河南省中医工作先进工作者"荣誉证书；1999年2月获郑州市总工会职业道德建设十佳职工、"五一劳动奖章"；2000年12月获人事部、卫生部、国家中医药管理局第二批老中医药专家学术经验继承工作指导老师贡献证书；2003年8月获得河南省中医管理局继承型高级中医人才指导老师突出贡献证书；2008年6月获得河南省卫生厅、中医管理局颁发的"河南中医事业终身成就奖"；2008年，河南中医学院第一附属医院成立"崔公让名医工作室"，并于2009年11月获中华中医药学会授予的"全国先进名医工作室"称号；2010年，该工作室被国家中医药管理局确定为首批全国名老中医药专家传承工作室，崔公让教授担任指导老师；2012年9月获人力资源部学位委员会、教育部、卫生部、国家中医药管理局第四批老中医药专家学术经验继承工作指导老师贡献证书；2017年6月，获人力资源社会保障部、国家卫生和计划生育委员会、国家中医药管理局颁发的首届"全国名中医"荣誉证书。

一、求医漫漫

崔公让教授于1938年农历九月二十五日出生于郾城县一个偏僻的农村，自幼丧父，靠母亲开的一家小药铺和祖父、叔父种田务农的接济维持生计。崔公让教授的曾祖父是晚清文举人，书香门第，至民国初期，家道逐渐没落。崔公让教授幼时常跟随祖父听传统故事，如"孔融让梨""孟母三迁"等，接受传统文化思想熏陶。其中崔公让教授记忆最深的是如何做人做事，祖父说"人的一生，可以不识钱过日子，但不识人是寸步难行的""人求学问，应该像农民种庄稼一样，越能精耕细作，庄稼越能根深叶茂"。这些让他自小懂得，做人、读书、求知识应是如此。

崔公让教授的母亲黄丽卿出生于中医眼科世家。其祖黄福兴曾在郑县前街行医，以治疗眼科病为主，所配制的"珍珠清凉散""朱砂拨云散""珊瑚紫金膏"治疗眼疾效果颇佳，后开设"舍和堂"医馆，誉满城乡，世称"黄家眼药"。这些在《郾城县志》《郑州管城地方志》中均有记载。黄氏自幼学习医理和治疗眼疾的理法方药及药物配制工艺，中华人民共和国成立前在郾城开一中药铺维持生计，同时配制黄家眼药，治病救人，惠及乡邻。黄氏具有传统东方女性善良、节俭的美德，同时为人谦和，视病人如亲人；一生坎坷多艰，做事勤勉，任劳任怨。这些都对年幼的崔公让教授产生了很深的影响，尤其是"不争""谦让"的美德，使崔公让教授受益终身。

中华人民共和国成立前后，由于多年战乱，经济萧条，卫生医疗条件差，尤其是农村缺医少药，农民看病更是困难，加上瘟疫流行，穷人病倒后没有钱治病吃药，死亡率很高。青少年的崔公让教授常常跟随母亲在小药铺里给患病的乡亲抓药，抄写处方，耳濡目染，慢慢地了解了不少中药的性味和功用，并且对此产生了浓厚的兴趣。母亲见他勤快并且善于学习，就于闲暇之时教他一些中医基础理论知识，背诵一些中医入门医籍，如《医学三字经》《药性赋》《汤头歌诀》等，逐渐打下了中医学基础。自初中起，崔公让教授于寒暑假便跟随母亲侍诊抄方，学习临床辨证技巧，夜间炮制中药，学习水飞法研磨配制眼药。自幼生活在社会底层的崔公让教授，在饱尝人间疾苦后暗暗下定决心，要像母亲一样学好中医学，治病救人，悬壶济世，"不为良相，便为良医"。

崔公让教授的学医之路充满了坎坷。当时，母亲一人打理小药铺维持生计，虽医术精湛，在当地颇有名气，来诊的患者络绎不绝，但善良的母亲仅收取微薄的利润，遇到贫穷的患病乡亲，往往赠药相助。小药铺也因而难以维持，生活逐渐拮据。作为家中长子，崔公让教授不忍母亲常年劳累，在读完初中后就主动辍学务工，恰逢空军征召，顺利通过体检，后却因社会关系问题而失之交臂。当时年仅 17 岁的他，被鄢城县人事局分配到十五里店小学担任语文教师。一年后国家第二次工资改革，家里稍有节余，母亲便规劝他继续求学苦读。但好景不长，1958 年，刚读完高二的崔公让教授再次辍学，后经高中师长推荐，远离家乡赴省会郑州市发展，在清真寺小学担任语文老师、班主任。眼看着离自己当初学医济世的理想渐行渐远，崔公让教授每每于夜深人静时心中阵阵苦痛。

1959 年 7 月的一天，崔公让教授至今记忆犹新，这一天改变了他一生的命运，最终实现了他诊病救人、济世良医的人生理想。这一天，同事在闲聊中得知他出身中医世家，便提醒道："咱们学校后面的中医学院正招生呢，听说有学徒班，可以边学习边上班，你怎么不去报名啊？"崔公让教授急忙问:"哪个中医学院?在哪里?"原来,虽来郑州工作一年,但他把精力都投入了教学中,白天带学生,晚上备课、苦读经典文学,对仅与学校一街之隔的河南中医学院居然一无所知。当他得知这个振奋人心的消息后,马上让同事帮忙带路过去报名。当天上午,填写完报名表后紧接着通过了院内几位老中医的面试,背诵几篇"汤头歌诀""伤寒条例"后,一致认为他中医基础扎实,可以录取。得到录取消息的崔公让教授,兴奋得差点蹦起来,但一想到家里的拮据,忙向领导追问:"我可不可以选择上师承班,这样可以接济家里。"领导告诉他:"可以,师承班每月有30元钱的生活补贴,比你小学教师工资仅少0.5元,你就安心学习吧。"就这样,崔公让教授成了河南中医学院第一批师承班学员,顺利地迈入梦想中的高等中医院校殿堂。

上学期间,崔公让教授深知机会来之不易,因此学习如饥似渴。当时师承班的教学模式是上午跟师侍诊,问诊、把脉、抄方,下午学习中医基础理论、中药、伤寒、温病等内容。他上课时专心听讲,认真做好笔记,侍诊时善于理论联系实际,活学活用,对于不懂的地方,勤向师长请教。他还常利用课余时间苦读医书,潜心研究岐黄之术,对四大经典读之又读,反复吟诵,经典条文更是烂熟于心,打下了坚实的基本功。崔公让教授在后来教育学生时,常回忆说:"正是这样的苦读勤求,才能加深对中医经典的理解,才能在以后的工作中转化为有源之活水,灵活应用于临床,受益终身。"除了夯实理论基础,崔公让教授还向医院内其他老师们借阅书籍来充实提高自己,如《脾胃论》《儒门事亲》《丹溪心法》

《外科正宗》《血证论》《医林改错》《傅青主女科》《小儿药证直诀》《医学衷中参西录》等著作，勤读精思，师事百家，博采历代医家之精华。随着知识的不断丰富，他的视野越来越开阔，这为他后来的学术创新奠定了坚实的基础。

崔公让教授认为，读书要有自己的方法，中医古籍众多，穷尽一生也难以读尽，因而读书要带有针对性，不能漫无目的；同时，读书的关键在于"悟"，将书本内容、他人经验进行"沤化"，变为自己真正的知识。大学期间他刻苦学习，各科成绩优异，还经常参加学校里的各项活动，常获得学校领导和老师的表扬。他在生活上勤俭节约，工作上勤恳踏实，热心帮助同学解决困难，深受大家的拥戴。虽然他在班上年纪不大，但被同学们亲切地称为"老崔"。毕业后，崔公让教授顺利被推荐在河南中医学院附属医院从事中医外科工作。参加工作后，临床实践让崔公让教授更加体会到学习先进知识的重要性，每月微薄的工资，先扣除伙食费，剩下的都用来购买名家医案、专业前沿书籍等。

1962年临近年末的一个下午，寒风凛冽，崔公让教授正准备下班的时候门诊来了一位特殊患者，这个患者姓王，是一名小学教师，20多岁，男性，双下肢发凉疼痛，足趾端发黑坏死，病情十分严重。崔公让教授接诊后详询病史，根据临床症状诊断为中医的"脱疽"病，但这种病对一名年轻的大夫来讲，认识仅限于书中"发于足趾，名脱疽，其状赤黑，死不治"，治疗更是毫无经验可借鉴。患者述因病已走遍全国各省市，中医、西医都治过，但均没有改善。患者所提到的"脉管炎"这一西医名词对当时的崔公让教授来说也十分陌生。当时对这样的疑难患者，崔公让教授也不是很有信心，本想婉言拒绝，可患者说了一句话："崔大夫，请你以革命的名义替我们这些患者想想办法吧！"在那个激情澎湃的时代，这句话激起了他心中的波澜。崔公让教授接受了该患者的请求，自此昼夜查阅资料，跑遍当时郑州市的所有图书馆。他一方面学习、思考、探索，另一方面大胆尝试给患者采用中医药治疗，并亲自熬制汤药、伤口换药。经过 1 个月的精心治疗，患者的疼痛明显缓解，伤口逐渐愈合，肢体缺血情况得到很大改善。后来该患者康复后，又约来了全国各地的十几位"脉管炎"患者。崔公让教授按照初步的诊治经验，均取得了较好的疗效。这件事引起了整个医院、学院的重视，主管中医的省卫生厅领导考察后，特令河南中医学院附属医院设立"脉管炎专科"及病床 5 张。自此，河南省首家"周围血管科"的前身"脉管炎专科"成立。

崔公让教授在以后的查阅资料过程中，逐渐认识到西医在某些疾病诊疗方面的系统性、先进性，感到自己在临床解剖、病理生理等方面知识的局限，因此他下定决心"要做一名懂西医的中医大夫，像偶像张锡纯先生一样衷中参西地诊治疾病"。

1963 年，崔公让教授听说河南省卫生厅要办一个西医学习班"河南省职工业余医大"，以夜校的形式培养一批医学专科生，这对迫切希望了解西医知识的他来讲真是喜出望外。打听到教学地点后，崔公让教授每天下班就早早地到教室后排听课，认真记笔记。西医老师的讲解，大大丰富了他的西医知识。后来当授课老师发现这个"外来生"后，对他说"同志，这里是大学医学专科班，是不许外来人随便进出的"，劝他离开。急得崔公让教授赶紧求情："我是省中医院的一名中医大夫，想学西医知识来丰富临床，更好地救治患者。我愿自交学费来旁听，请您留下我吧。"就这样，他白天查房、手术，夜间上夜校学习西医理论，风雨无阻。四年间，崔公让教授学完了西医的解剖、病理、生理、生化、药理、诊断、免疫等课程，打牢了西医学基础。待到学习西医临床课时，因"文化大革命"的开始而被迫中断，但这段学习经历对他以后坚定走中西医结合之路影响深远。

1965 年，崔公让教授受河南省卫生厅中医处委派，到河南邓县中医院跟随扶阳派代表周连三先生学习并总结其临床经验，后来又按照医院安排到天津血液研究所、沧州地区医院脉管炎科、山东中医学院附属医院中医外科等有治疗脉管炎经验的单位参观学习。通过学习，崔公让教授不仅掌握了国内先进的诊疗手段，而且更坚定了他走中西医结合道路从事周围血管疾病诊疗的信念。1976 年，崔公让教授撰写的《中西医结合治疗血栓闭塞性脉管炎 71 例临床观察》一文发表，报道中显著的临床疗效在当时国内引起了广泛的影响。

1981 年 12 月，崔公让教授与国内著名专家冯友贤、顾亚夫、王嘉桔、尚德俊、奚九一等教授在西安一起筹备成立了中国中西医结合周围血管疾病专业委员会，并被推选为委员。1989 年，在济南学术交流会上，当时几位国内的权威人士如王嘉桔、王树桂等教授谈及 5- 羟色胺对外周动脉血管疾病的影响等医学前沿问题时，各抒己见，讨论得非常热烈，当时崔公让教授作为一名中医师在旁聆听。当别人发言后，崔公让教授被教授们点名站起来说两句。崔公让教授从分子生物学观点的角度，将国外最新关于腺嘌呤单核苷酸与腺嘌呤鸟核苷酸对 5- 羟色胺的研究，加上自己的理解——进行阐述，令在场的专家们倍感意外，又无比敬佩。这次发言，饱含着崔公让教授平日孜孜不倦、勤学苦读的汗水，他的博学、严谨态度，加深了同仁们对他的认识，也促进了他在专业学术领域内的快速成长。

谈起中西医结合，崔公让教授感触颇深，在这一道路上，他是走在时代前列的践行者。崔公让教授认为中西医由于各自产生的区域背景、文化之不同，两者有着极大的差异。中医属传统医学，世界卫生组织在第八次会议上将传统医学定义为"是现代医学传播与发展以前就已存在几百年的有生命的医学实践，而且至今还在应用。这些实践由于各国社会传统和文化不同存在着很大差异。中医属世界传统医学中最为丰富的传统医学"。西医是自然科学和社会科学两大类科学相结合的结晶，由于其借助现代科学，所以发展异常迅速，属当今世界的主流医学。这两种医学在思维方法、研究对象、研究内容、观察方法诸方面有着极大的差异，所以将两者融为一体，是一个较为困难的事情。中医是经验医学，产生于经验医学的时代，西医现已发展到实验医学时代；中医的思维方式是自然哲学模式，西医是生物医学模式；中医研究方法为观察法、直接领悟法、取类比象法，西医的研究方法为试验与分析；中医特别注重天人合一、心理因素、诊疗的个体化，西医特别强调局部的微观变化。在周围血管疾病诊疗的临床工作中，两种医学均不可偏废，可以形成一个既对立又统一的整体。

在诊疗疾病中，崔公让教授强调中医、西医各有优点，衷中参西，合理搭配。如中医强调"通则不痛，痛则不通"。对肢体动脉栓塞或闭塞及静脉血栓形成的患者来说，疼痛的病因是"不通。"解决这个矛盾的方法是"通"。"通"的方法可以采用中药活血化瘀，也可采用西医学如导管取栓术、血管旁路术等使血流通畅的方法。按照崔公让教授的观点，西医学的治法也符合中医"通则不痛"的治则，这种观点应视为中医理论的发展与进步。在遇到急症时，中医的宏观治疗必须与西医的微观处理有机结合。如急性动脉栓塞发病急，病情变化快，延误诊疗时间即可造成不可逆转的肢体坏疽，所以在治疗这类疾病时，西医的手术和介入是快捷的治疗方法。在临床实践中，崔公让教授特别强调，应以病人为本，衷中参西，不可拘泥于一方。

1997年，崔公让教授撰写的《中西医结合防治周围血管疾病工作设想》发表于《中国中西医结合外科杂志》。文中肯定了中西医结合在周围血管疾病防治工作中的重要性和取得的突出成果，并展望了发展前景和将面临的困难，以及设想的解决方法，获得国内专家们的赞同。2001年，他又先后发表《中西医结合动脉硬化闭塞症今后研究方向与思路》《中西医结合周围血管疾病研究思路与方向》《动脉硬化闭塞症中西医结合治疗的必然性与可行性》系列文章，为当时国内对周围血管、血管外科疾病的防治指明了方向。

有一次在崔公让教授主持的全国中西医结合周围血管病专业学术研讨会上，一位知名的西医常务委员与崔公让教授探讨：如何更好地中医与西医结合，该怎样做到有效的有机结合。崔公让教授会心一笑，在大会演讲中引用元代管夫人的《我侬词》道："把一块泥，捻一个你，塑一个我。将咱两个一齐打破，用水调和，再捻一个你，再塑一个我。中西医结合，就要做到我泥中有你，你泥中有我。"顿时，会上几百名来自全国各地的中医、西医专家一起鼓起掌来。

二、精进之道

要想成为一个精于临床的医生，就离不开名师的教诲。名师的教诲可以使人获得很多宝贵的间接经验，学会良好的治学方法、思维方式，少走弯路，进而缩短成才的路程。在行医从业的路上，崔公让教授总是谦虚地向同仁们求教，说："三人行，必有我师焉。"崔公让教授常教导学生"只要他人有一技之长，就值得我们学习""不仅要学习老师的临床经验、诊疗思维方法，更要学习老师为人处事的学问"。

在崔公让教授的人生中，有许多这样的名师以身作则，对他影响很大。中学期间，崔公让教授就读的河南省立郾中，早在中华人民共和国成立初期即闻名于河南省，是民国时期的一所国立中学。校园内聚集着当时许多西南联大和清华大学的优秀毕业生，饱读诗书，满腹经纶。当时，他最崇拜的一名老师是时任校长的周祖训先生。这位先生是近现代著名的教育家，毕业于民国初期南京国立大学，人品端正，学风正派。周先生知识渊博，讲课深入浅出，常以启迪式诱发学生思考。时任班主任郭振乾，虽年轻但教学认真，治学严谨，对同学们关心得无微不至。这两位老师的教海，让年轻的崔公让教授树立了正确的人生观、世界观，养成了良好的学习习惯及谦和大方正直的为人处事风格。

　　大学期间，学院里的张望之、司万青老师，是河南省著名的中医学家。张望之老师在医院从事眼科专业，在学院教伤寒课程，善于理论联系实践，深入浅出，讲课生动活泼。张师在临床上善用伤寒辨证，每遇沉疴怪疾，运用经方治疗药到病除，并将诊治的奥妙之处，毫无保留地口传心授。张师为人谦恭，行医严谨，在眼科成就斐然，创"眼病多郁"学说，临床治疗主张"开郁导滞"，善用活血化瘀药物加减。张师言传身教，对崔公让教授启发很大，并为日后的"治瘀贯穿周围血管病始末""疏肝解郁法治疗痛风"学术思想的形成产生深远的影响。司万青老师从事中医外科工作，老先生为人正直，医术精湛，尤在中医外用药配制上经验丰富、见解独到。当时医院提倡"以科室为家"，所有外用药物都是自配自用，崔公让教授学习中医外用药物配制方法时，司万青老师则倾囊相授。通过对中药各种丹药的配制，崔公让教授熟练掌握了中医外用药的丸、散、膏、丹配制工艺，并亲自操作实践，至今在崔公让教授身上尚可看到配制丹药试验时留下的瘢痕。在以后的工作中，崔公让教授拟方自配"抗绿生肌散""仲景药霜""愈创速药霜"等外用药取得显著的临床疗效，都与这段学习经历密不可分。这种宝贵的经历，对他们这一代中医外科医生来讲亦是为数不多的。如今因多种原因，中医历代医家积累的外用药配制工艺逐渐丢失，后继乏人，甚为可惜。有些迫于药物政策、法规问题无法生产研究；

有些由于药源困难无法生产。崔公让教授曾多次在中华中医药学会学术会议上提出：中医外用药物品种越来越少，处于亟待抢救状态，如不积极地开发研究和应用，很可能会在不久的将来名存实亡，并呼吁国家的重视和支持。

1965年，初从事临床工作的崔公让教授，受河南省卫生厅中医处委派，赴南阳市邓县跟随周连三老中医学习并总结临床经验。周连三先生是河南省有名的扶阳派老中医，平生深研《内经》《难经》，对仲景著作极为推崇，对黄元御学说研究颇深。周连三先生认为："阳虚之证十之七八，阴虚之证十无二三。"他平生喜用温剂，尤善用附子、干姜、肉桂。崔公让教授跟随周老先生侍诊，白天诊治患者，抄写方药，晚上总结周老经验，好学善问。通过一个月的跟师学习，不仅抢救性地总结保存了周老的宝贵医案、临床经验，让崔公让教授获益匪浅，还与周老的高徒唐祖宣结为一生的挚友。通过周老的言传身教，崔公让教授继承其真武汤合理中汤加黄芪治疗脱疽的经验，拓宽了临床中医思辨方法。崔公让教授在以后的治疗脱疽思路上，更加坚定温煦肾阳治疗脱疽的诊疗方法，灵活运用大剂量附子、肉桂，通常肉桂用至20g，制附片用至12g，且无须先煎。

在同仁中，对他影响颇深的有王嘉桔、尚德俊、奚九一教授等，崔公让教授称他们"亦友亦师"。特别是王嘉桔教授，他治学严谨，敬业精神强，宽以待人，严于律己，是崔公让教授崇拜学习的偶像。崔公让教授在《我心目中的王嘉桔教授》一文中，称其是一"上善若水、厚德载物、学而不厌、老骥伏枥"样的人。"在我的一生中，王老师对我的影响很大，从他那里我获益匪浅。他的举止行为、音容笑貌时时刻刻影响着我成长的过程。"在崔公让教授从事周围血管疾病的研究过程中，也常常遇到一些难题疑惑，有时候思虑再三而拿不准主意，在这个时候，通过书信的来往，王嘉桔教授往往不辞劳苦，能帮他审视利弊，提出独到的建议。在崔公让教授心目中，王嘉桔教授如师如兄，如今王教授年逾九秩，鲐背之年，但每年都有学术论文发表，几乎每次全国性会议上他都有新的见解。30多年的风雨同行，从精神上、学术上，王教授的身影如"东北的雪松"让崔公让教授受益终身。尚德俊教授和奚九一教授都是我国首批西学中的学者，对学术研究勤思精研，执着追求。尚德俊教授做事严谨，踏实认真，一丝不苟；奚九一教授善于将西医的逻辑思维与中医的形象思维相结合，在诊病时采用宏观辨证与微观辨病相结合。这些同仁都对崔公让教授的中西医结合之路影响颇深。

"三人行，必有我师焉。"在治学的道路上，不仅要向书本学习，还应不耻下问，向他人学习。崔公让教授年轻时候，在一次学术会议休息时间和外省的一位专家闲聊，发现这位专家在结核病防治领域研究颇深。在探讨临床上的疑难杂症时，这位专家均有独到的见解，并提出多种疑难病可能与结核病密切相关，而这一观点当时并不被同仁们重视。不过，他独到的学术见解引起了崔公让教授的兴趣，为了学习结核病相关的并发病问题，崔公让教授虚心请教。会议前后，崔公让教授端茶倒水，软磨硬泡，并主动拿出自己临床经验中的"秘方"分享。就在会议结束，即将分别的那一刻，这位专家握着崔公让教授的手说："崔主任，您不耻下问的精神深深打动了我，我把待出版的书稿留给你，希望对你的临床有所帮助。"正是这种不耻下问、勤而好学的精神，使崔公让教授在临床中从外科到内科、妇科、儿科，均积累了丰富的经验和许多药到病除的妙方。

"熟读王叔和，不如临证多。"学医之路没有捷径，也没有坦途，没有数十年的临床经验积累，终究难以有所建树。中医学既有丰富的系统理论，典籍浩如烟海，又是易学难精的临床经验医学，博大精深。师徒相传是名医成长的必由之路，但难免"心中了了，指下难明"。只有通过临床，理论联系实践，才能慢慢领悟、感受，真正有所认识、体会、掌握。崔公让教授经常教导学生："学到的理论和知识，要在实践中不断验证、总结，才能成为自己的经验。"

崔公让教授对王守仁的"心学"十分推崇，尤其是"知行合一"观。王守仁认为在知与行的关系上，强调要知，更要行，知中有行，行中有知。二者互为表里，不可分离。知必然要表现为行，不行则不能算真知。崔公让教授认为"知"可来源于书本知识、社会继承、自己经验的积累，"行"则表现在临床实践上，不仅要践行"知"，更要以"行"促"知"。崔公让教授常讲"但知不行，如空中画饼；但行不知，如水中浮萍"，并将"知行"分为三个类型：一为"蚂蚁"，将知识搬来，单知不行；一为"蜘蛛"，闭门造车，缺乏学习；一为"蜜蜂"，采百花酿自己的蜂蜜，知行合一。

崔公让教授勤于临床，时时刻刻站在临床的一线。"文化大革命"期间，他响应国家号召"一把草，一根针"，到基层广阔的天地中为人诊病。崔公让教授每年多次主动下乡驻村，走遍了河南多数的贫困地区。通过边实践、边学习，在为广大患者解除疾病的同时，也积累了丰富的临床经验，练就了扎实的基本功。在积极探索应用中医药诊疗疾病的同时，他逐渐成为当地的"名医"，十里八乡的病患赶来，崔公让教授总是不辞劳苦，细致耐心地为广大农民患者施以针药。闲暇之时，他苦读经典医学书籍、记读书笔记，对四大经典及西医学的发展做了深入的研究。10年的时间，他写的读书笔记及卡片即有一大木箱之多。

1972年，崔公让教授在河南省率先成立第一家周围血管疾病专科。1973年，应河南省卫生厅的邀请，崔公让教授在河南省主办第一批"脉管炎诊疗学习班"，招收学员30多名，学期两周。班上由他一人主讲，毫不保留地将自己积累的丰富临证经验传授给学员，使河南省脉管炎疾病防治工作走在国内前列。1985年，崔公让教授通过临床积累了大量的脱疽经验和病案，组织河南省唐祖宣、李在明等专家编写《脱疽》一书，详细介绍了该病的病因病机、诊断、治疗、护理、临床验案；2000年，崔公让教授和挚友谭鸿雁合编《动脉硬化闭塞症》一书。此二书均是国内介绍该病的第一本专著。崔公让教授的辛勤工作，先后获得郑州市职业道德建设十佳职工、"五一劳动奖章"等劳模称号。在崔公让教授的带领下，周围血管疾病的科室也逐渐从小到大，发展为河南中医学院周围血管病研究所、河南省中医周围血管病诊疗中心、国家级重点临床专科。

如今崔公让教授已退休返聘工作20年，年逾八十，但每周一、三、五上午的固定门诊，从不轻易停诊。有时候院内開会或者外出讲学，他都要求尽量避开门诊时间。每半天慕名而来的全国患者有 40～50 人，而崔公让教授都要逐个仔细问诊、把脉，四诊合参，审明主症，切中肯綮，不厌其烦。临床中，崔公让教授要求学生们多看多动手，知行合一，不仅要仔细观察，还要亲自动手查体触诊，并且言传身教。门诊常见的中医外科疾病以疮疡、皮肤病损居多，崔公让教授每次总是亲自靠近观察溃疡的颜色、渗出、肉芽及上皮变化，并触摸皮损的温度、硬度、大小。崔公让教授讲："不要以为外科疾病是'一眼病'，绝不是简单地看一眼而已。只有亲自查体，认真观察，才能掌握真实可靠的病情。溃疡面的每一次换药前后细微的变化，都能提示病情及预后。只有仔细地观察和辨认，才能做到一眼认准。"崔公让教授不顾年岁已高，仍坚持临床一线，工作勤勤恳恳、兢兢业业，令年轻人也自叹不如。

　　崔公让教授在诊病过程中，四诊合参，必详询病史，细致查体，并告诫弟子们：医学，关乎生命，必至精至微，要养成严谨、认真、细致、一丝不苟的医生素养。2011 年，有位右下肢肿胀 1 周的患者慕名来诊，携带当地医院彩超示右下肢肌间静脉丛血栓。在当地住院按静脉栓治疗，1 周未有明确疗效。崔公让教授详细询问病史，发现患者发病时正在田间劳作，忽然转身时小腿部像是被小砖头投中，传来一阵刺痛的感觉，接着很快就出现下肢肿胀疼痛，遂去医院检查发现肌间静脉丛血栓。崔公让教授问诊完后，让患者抬高右下肢，查体后用油笔标记，并拿出 20mL 的注射器针刺后抽吸，果然抽出来十几毫升的暗红色瘀血，患者立马诉肿胀疼痛减轻。崔公让教授告诉弟子们，临床上千万不要"眼高手低"，一味盲目地相信理化检查而忽略基本的体格检查。不仅是血肿与血栓的鉴别，常见的扁平足引起的足部疼痛，很多患者也会出现类似动脉硬化闭塞症、腰椎间盘突出症、膝关节病等的鉴别症状，这个时候，除了详细的问诊，就需要让患者脱掉鞋子，认真检查下脚弓。这些看似简单，但好多这样的患者常被误诊。对此，崔老常叹："不忽于细，必谨于微，方不失为良医。"

近几年，崔公让教授在门诊察觉到颈肩腰腿痛的病患日渐增多，遂在"执两用中"理念的指导下，创造出"崔氏快速针灸镇痛"方法。该方法以中医气血、经络理论和人体解剖学为基础，确定循环系统、运动系统、神经系统等疾病在人体反应的"中点"，并围绕"中点"，在相对应一端，施以针刺手法治疗。如通过针灸手部穴位，治疗颈肩腰腿痛，针感强，见效快，且无须留针。在2016年河南省中医外科学会年会上，崔公让教授登台示范，并邀请会场中患有颈肩腰腿痛的专家委员和十多名患者，一起学习体验。其中一个名叫Tom的外国小伙，诉右下肢从臀部沿大腿后侧、小腿外侧疼痛多年，CT检查报告腰椎间盘膨出，也曾到多家医院保守治疗，经过针灸、推拿、艾灸等多种手段均无明显好转。崔公让教授在众目睽睽之下示范，共取双侧手部各四个穴位，行独特的针刺疗法。前后不过10秒钟即针刺完毕，患者来回行走10多米，跑回来兴奋地说："哎呀，好了，太高兴了。"其余专家有诸疾者纷纷要求亲身体验，也是针到病除，效如桴鼓，众人连连称奇。其"执两用中"崔氏快速针灸镇痛法，经学会推荐，已逐步在全国推广应用。

退休前，崔公让教授的主任办公桌玻璃下常压着一段自己的座右铭："三年时光一度，回思胸中空无，幸喜前方有路，争渡，争渡，科学顶峰之路。"他以此来激励自己不懈"争渡"，努力进取，勇于攀登科学顶峰。在周围血管病中医药诊疗技术上，崔公让教授提出遵循《黄帝内经》"病在脉，调之血；病在血，调之络"的内治法则，创立"控制感染，由湿转干，分离坏死，促使愈合"的脱疽外科处理原则，并研制出"通脉丸""补气活血通脉丸"内服中成药，"仲景药霜""抗绿生肌散"外用药，取得良好的疗效，如今成为河南中医药大学第一附属医院的常备之药。另外，针刺听宫快速镇痛，自拟赤芍甘草汤治疗下肢静脉血栓、栓后综合征，绑扎烘烤法治疗淋巴水肿等，均取得较好的临床疗效，并得到基层医院的广泛推广。

崔公让教授通过临床实践，不断总结，善于分析，潜心钻研，积累了丰富的诊疗经验。其主要著作10余部，发表的临床学术论文70余篇。不仅在周围血管病领域，在中医外科、眼科、妇科、内科均卓有建树。经弟子们总结报道的临床经验多达40余篇，独特的治疗方法20余种。其中"疏肝解郁"法治疗痛风性关节炎、快速针灸镇痛治疗颈肩腰腿痛、自拟祛痹通络方治疗腰椎间盘突出症、自拟"生发酊"外用治疗斑秃、研发"三叉神经中药贴"治疗三叉神经痛、自拟"黄金酒"治疗蛇串疮等，均在临床上取得显著的疗效。

三、大医精诚

中医是建立在传统文化基础上的经验医学，没有继承，就没有根基，没有创新，就没有活力。崔公让教授认为在继承学习前辈经验的基础上，要抛弃崇古泥古、故步自封的观点，要敢于创新，开拓进取，不全于故纸中求学问。正如张锡纯曰："吾人生古人之后，贵发古人所未发，不可以古人之才智囿我，实贵以古人之才智启我，然后医学有进步也。"

崔公让教授对张锡纯严谨的科学态度和衷中参西的学术观点甚为推崇。张锡纯对中药的研究充满了科学的实验精神，"仆学医时，凡药皆自尝试，自我尝试仍不得真知，则求助于他人之体会"。为了研究小茴香是否有毒而不耻下问于厨师。其他药物毒如巴豆、硫黄，峻如甘遂、细辛、麻黄、花椒等，均验之于己，而后施之于人。在对中药药性及毒理认知方面，崔公让教授曾多次效仿张锡纯"以身试药"。

临床上，崔公让教授根据脱疽阳虚血瘀的病机，采用温阳化瘀法治疗效果显著，并研制中成药"通脉丸"缓以治其本。在研发的过程中，为达到最佳治疗疗效且价格低廉，崔公让教授大胆选用马钱子、洋金花二药。一药苦寒，一药辛温，本意相使为用，但二者均是《中国药典》中记载的大毒药物，内服丸散用量仅为 0.3～0.6g，难以恰当把握用量。民间有人更是形象地说"马钱子，马钱子，马前吃过马后死"，即言其有剧毒，服之可数步毙命。虽是毒药，但这两味药效力非常，张锡纯在《医学衷中参西录》中说马钱子"开通经络，透达关节之功远胜于他药";《外科十三方》曰:"马钱子、枳壳二味研末,以酒调敷患处,却能止痛愈伤,神验无比。"药理研究证实,洋金花有效成分为东莨菪碱,可以解除血管痉挛,改善微循环及组织器官的血液灌注。在针对脱疽病肢体疼痛、血管痉挛、闭塞的临床症状上,如能将两药相使为用,定能起到非凡的效果。考虑到两药的毒性,有药学同事建议放弃,选用名贵的鹿角胶、全蝎等药来代替。崔公让教授思虑再三,认为科学如要创新,就需大胆尝试,要勇于做第一个吃螃蟹的人。崔公让教授认真查阅文献资料,深入了解中毒剂量、症状反应、抢救措施后,决定"以身试药",先在自己身上以小剂量服用来体验药性。一天下午,崔公让教授端坐在护士站办公桌旁,备好一杯凉开水,将配制好的药丸从初始剂量开始,放置到口中,并体会自己身体的反应。第一天相安无事,第二天开始增加药量,以此类推,到第七天崔公让教授服用常人4倍的剂量后,开始出现口紧、舌头麻木等中毒症状,立即服用一杯凉开水,叮嘱旁边医师密切观察。就这样,崔公让教授以身试药,准确掌握了"通脉丸"的最佳配伍比例和最小中毒量,为该药的研发配制及后来的临床使用,提供了第一手临床资料。至今,通脉丸已在医院使用30余年,销量达100万盒以上,救治了数以千计濒临截肢的脱疽患者。

崔公让教授临证时善用温阳活血通痹药物,且部分药物用量很大,如内服制马钱子2g,水蛭20g,肉桂20g,赤芍60g,两头尖12g,细辛12g等,均超《中国药典》指导剂量,处方需要双签字,患者才能取到药。如细辛辛香透窜、解表通窍温脉之力皆强。然自古医家多有"细辛用不过钱"或"用不过五分"之说。医圣张仲景在《伤寒论》运用细辛共计 6 方，均在一至三两，相当于今之 3 ～ 10g。《中国药典》指导用量是 1 ～ 3g。现代药理实验亦证明，细辛挥发油可致呼吸麻痹而死亡，临床过大剂量使用细辛应慎重。崔公让教授告诉弟子们，之所以如此大胆使用，是自己对这些药物有深入了解并"验之于己，而后施之于人"的结果。

除了对药物的药性药理有深入认知外，在诊治方面，崔公让教授也善于追求简便价廉的治疗方法，并"验之于己，而后施之于人"。一次因为足部感染入院，崔公让教授感到足部疼痛难忍，想到专科疾病"脉管炎"患者肢体缺血"抱足而泣"的痛苦，便尝试在自己身上找到可以快速镇痛的穴位。为此，在住院期间，崔公让教授在床尾墙壁上挂了经络图，开始在自己身上依据十二经络走行，通过棉签按压穴位，感受每个穴位的针感和传递，并在本子上逐一标记。经过一周的摸索和旁人的帮助，体验完人体 365 个穴位，最终确定 3 个穴位对足部有显著的止痛效果。考虑到脱疽患者足部疼痛剧烈，崔公让教授招募脱疽患者亲自给予针刺穴位，最终确定听宫穴止痛效果最佳，但进针的方向、深度以及捻转手法，均与传统方法不同，崔公让教授将听宫穴命名为"脱疽镇痛 1 号穴"，并将详细治疗方法示范给弟子们。该治疗技术目前在科室临床应用 30 余年，对脱疽镇痛效果堪比"杜冷丁"，如今早已在河南省大范围推广应用。

"尽信书，则不如无书"，泥古不化，故步自封，就不能推陈出新。崔公让教授喜读清代王清任的《医林改错》，认为王清任是继承创新中医学的典范。王清任敢于问难于经典，阐发自己的气血观点，不顾虑自己的名利，不怕别人的攻击，善于理论联系实际，创立多首名方，对后世医家影响巨大。崔公让教授每读此处，都对前人的创新精神叹服。临床上，崔公让教授不仅喜用前人革新的成果，也勤于思考，敢于创新。

中医研究的关键是疗效，因此要根于临床，勤于实践，仔细观察，善于思索，不断整理提高。在对脱疽病的诊治上，早在 20 世纪 80 年代，崔公让教授总结前人经验，并根据自己多年的临床经验，敢于提出自己的观点，如他认为脱疽发病过程整体分为四个阶段：①肾阳虚为该类疾病发病之本；②脾阳虚为本病发病之键（关键）；③心阳虚，血脉瘀阻为本病发病之表象（症状体征）；④瘀久发热，热盛肉腐是本病发病之传变过程。"四段论"认识简洁明快地揭示了该类疾病的发病规律，为中医整体化治疗确立了方向，提供了明确的思路与思维方法。在诊治痛风过程中，崔公让教授发现情绪的变化对痛风的诱发很重要，发作期的痛风患者，往往带有不良的负面情绪，如情绪激动、焦虑、重则抑郁等，遂大胆采用"疏肝解郁"的治疗大法，均取得良好的效果，这种治则在既往史书中均未提及，为中医治疗痛风开辟了新的诊疗思路。

崔公让教授提倡创新，认为如果每个中医师能创新一种治疗疾病的方法，这种"术"就能解决成千上万个医学难题。崔公让教授将创新的过程总结归纳为三个必要条件：敏感性，洞察性，创造性。例如，早年脱疽患者的坏死组织溶脱成为一大难题。有一次，崔公让教授在一张报纸中见到国外采用硝酸银溶液治疗烧伤痂块的报道，但并无应用浓度及配制方法的介绍。出于对该问题的敏感性，崔公让教授决定自己尝试配制出治疗脱疽的溶脱剂。崔公让教授活用数学中的"黄金分割法"，计算出配制的最佳浓度，并且克服配制过程中易污染、不易保存的难题，最终成功配制出治疗脱疽的"硝酸银溶脱液"，在临床应用中具有痛苦小、溶脱效果好等优点，成为科室的特色制剂。

在长期临床诊疗痛风的过程中，崔公让教授深感关节炎发作给患者带来极大的苦痛，"夫病已成而后药之，乱已成而后治之"，确诊的患者多为痛风疾病阶段的发作期。为达到"不治已病治未病，不治已乱治未乱"的目的，崔公让教授通过长期观察患者的体征变化，用中医的诊断思维发现疾病早期人体外在的特异性改变，创新一种独特的痛风早期诊断方法"崔氏观手指诊痛风"。通过对大量痛风患者手指形态的收集观察，他敏锐地发现患者双手除拇指外，其余手指第一指关节背侧皮肤形态与常人相异，且具有共同特征，遂采用先进的双源 CT 尿酸盐结晶影像检查手段予以验证，结果发现有97% 的高符合率。通过初步的临床初试验，"崔氏观手指诊痛风"检查技术无创、简便、价廉，可运用于痛风的早期诊断，指导临床治疗，给予患者生活中早期干预，将有效地减少痛风与并发症的发生。该项检查技术成果申报了我国"十二五"科技支撑攻关计划项目子课题，并且取得了理想的预计成果。

在中医理论方面，崔公让教授也敢于大胆创新。如对中医"血瘀"的理解，《证治准绳》《皇汉医学》中提出污秽之血为之血瘀；清·唐容川在《血证论》中创新提出：离经之血为之血瘀；《医林改错》《临证指南医案》中指出：久病入络为之血瘀。外周动脉血管疾病发病之初，肢体瘀血缺血较轻，尚未坏疽者，属于中医学"痹"的范畴，其症状是肢体不温、皮肤干燥、爪甲枯槁，属"不荣"。崔公让教授根据临证经验，对脱疽患者肢体动脉狭窄闭塞引起末端缺血性疼痛，"通则不痛，不通则痛"，创新性地提出"痛为之血瘀"，将血瘀的范畴拓展归纳为以上四类。"既已成瘀，应予散瘀，瘀去则风寒湿热就无遗留之迹点。"《素问·至真要大论》言："血气者，喜温而恶寒，寒者泣而不流，温则消而去之。"又云："结者散之，留者攻之。"《素问·三部九候论》亦言："必先去其血脉，而后调之。"崔公让教授在治疗血瘀证时，总原则为"疏通气血，令其条达"，即遵循《素问·调经论》的"病在脉，调之血；病在血，调之络"，并以此创立"治瘀贯穿周围血管疾病的始末"的学术思想。崔公让教授主张的血瘀理论及内治原则，得到国内同行的普遍认可，制定的诊疗标准化方案在国内多家三甲中医院推广，普遍提高了国内的周围血管疾病诊疗技术。

在临床诊疗实践中，崔公让教授认为存在诸如气虚、血瘀、不通、不荣、脉痹等较为模糊的病名。在现代医学迅速普及的今天，人们已不能满足那些内涵和外延较为模糊的病名，而要求临床诊断基本明确，有一定病理生理变化规律可循的现代医学病名。中医着重辨证，强调整体观念，往往在治疗中缺乏针对性，所以中医的辨证论治就需要和西医的辨病施治相结合。由于时代的限制，中医在辨证时偏重于疾病外在表现的归纳综合，缺少利用科学手段对疾病内涵的病理生理分析，而这些表现在外的症状往往可以掩盖内在的病理生理变化。如发生肢体畏寒、怕冷、缺血症状时，我们不能仅局限在"不通""不荣"等概念上，还应该采用现代的医学手段，做出定性、定位诊断，分析其病理变化，方能对这种肢体缺血的患者做出科学的定性与定位诊断。在中西医结合中，还必须遵守以中医的宏观辨证为主、西医的微观辨病为辅。这种将中医辨证西医辨病应用于临床实践的医学模式，既能分析患者的禀赋和寒热虚实，给予准确的治则，还能为患者做出定性、定位诊断，给予其更合理的治疗方法。

在科研领域，早在 1978 年，崔公让教授带领学术团队开展"中医药治疗血栓闭塞性脉管炎临床研究"，取得重大科研进展，先后获卫生部科学技术进步二等奖、河南重大科技奖。1991 年，全国中西医结合治疗周围血管疾病学术会议上，崔公让教授应邀做"微量元素与脉管炎关系的研讨""从免疫学观点研讨脉管炎的发病原因"两篇学术报告，取得了很大的反响，获得全国大会优秀论文奖。1992 年，崔公让教授主持"周围血管疾病与微量元素关系的研究"，发现周围血管疾病在不同阶段微量元素的含量呈规律性变化，微量元素的检验对判断病情的严重性及预后，有重要的临床意义。该项成果先后获河南省教育委员会科技进步二等奖、河南省科技进步三等奖。2003 年，崔公让教授主持"药物注射硬化复合手术疗法治疗下肢静脉曲张的实验与临床研究"，研究发现采用磷霉素钠粉针剂溶解于 50% 葡萄糖作为硬化剂治疗下肢静脉曲张，疗效满意。其表现为硬化后静脉血管向心性收缩，而且具有残留少、防止细菌感染作用等优点，具有重要的临床应用价值。该成果获河南省教育厅科技成果二等奖。

在科室管理方面，崔公让教授自 1972 年开设河南省首家周围血管病专科并担任科室主任以来，坚持以中医中药为特色诊疗，结合西医学，以提高治愈率、降低致残率为目标，把发展专科、专病，发挥中医特色放在抓内涵建设的首位，先后建立河南中医学院周围血管病研究所、河南省中医周围血管病诊疗中心。崔公让教授还总结出一套独具特色、行之有效的理法方药，其中自拟处方十多个，自主研发内服外用制剂"通脉丸""补气活血通脉丸""抗绿生肌散""仲景药霜"等十余种，均取得显著的疗效。他带领的科室团队诊疗技术处于国内领先水平，其科研成果蜚声海内外，并悉心培养一批骨干作为接班人，在国家"十五""十一五""十二五"期间，使河南中医药大学第一附属医院周围血管病科成为中西医领域规模最大、综合实力强劲、影响力广泛的国家级重点专科。

为了降低肢体缺血性坏死造成的高致残率，在当时西医治疗手段有限的情况下，崔公让教授在理论和实践的基础上，创立了"控制感染，由湿转干，分离坏死，促使愈合"的脱疽外科处理十六字方针，以及"蚕食""鲸吞"的坏疽处理规范。该外科处理原则和方法，丰富了中医和西医的外科理论，提高了当时外科诊疗水平，大大降低了脱疽的致残率、截肢率，在国内学术界取得广泛的影响。

从 1999 年起，崔公让教授被推举为中国中西医结合学会学术部委员、周围血管疾病专业委员会主任委员，中华中医药学会外科分会顾问。在主持全国周围血管疾病中西医防治工作十多年间，他先后组织国内百位专家制定血栓闭塞性脉管炎、动脉硬化闭塞症、下肢深静脉血栓形成、糖尿病性肢体闭塞性动脉硬化等疾病诊疗标准。崔公让教授作为当时国内本专业的学术带头人，面对国内周围血管病诊治水平较国外低下的局面，在 10 年间相继组织了 12 次国内学术会议，并于 2003 年起联合《中国中西医结合外科杂志》组织 6 期周围血管疾病专家论坛，系统总结了我国当时周围血管疾病的中西医结合防治、病因病理、临床诊疗领域的现况、不足及未来发展方向。这在国内学术界尚属首次，使我国的中西医防治周围血管疾病技术飞跃发展，各省市医院相继开设专科，从事该领域的专业人员倍增，学会专家委员数也从不足百人发展为两百多人。其间组织编写了我国第一套《中西医结合周围血管疾病诊疗丛书》，制定了国内中西医学术界的第一个《糖尿病肢体闭塞症的临床诊疗标准》，使我国糖尿病足的防治正式走向规范化，这在我国中医外科事业发展中起到了里程碑作用。

四、德术兼备

崔公让教授认为中医文化与传统中华文化一脉相承，并深受儒家思想"忠""恕"影响，对孔孟之道甚为推崇。他特别强调为医者要施仁术，需以"仁"的思想来对待患者，具体到诊疗疾病过程中，表现在对患者认真体查、对症施药、关心爱护、理法方药施治等方面。

崔公让教授在诊病过程中，上至权贵官宦，下至平民百姓，均一视同仁，"见彼苦恼，若己有之"。外科常见的脱疽患者，多伴有末端肢体坏死，散发一种腐臭异味。一次病房医生办公室在开晨会，外院转入一位动脉栓塞造成肢体坏死的患者，护士安排他先到换药室等候，患者家属遂把患肢暴露出来等医师处理。顿时，整个病区空气中弥漫着一种无比恶臭的气味，许多患者家属掩鼻远离。正在主持晨会的崔公让教授快速做完指导，遂带领医生们去查看患者。到换药室后，崔公让教授马上备好换药包，戴好口罩、帽子，亲自检查坏疽情况。换药室的恶臭令年轻医生戴三层口罩尚不敢呼吸，部分进修医师更是站得远远的难以忍受。崔公让教授打开发黑的创面后，里面流出许多污秽脓液，还有多条小蝇蛆在扭动，这种场面令刚来实习的学生呕吐连连。经过半个小时的清创、反复冲洗，恶臭味才慢慢消散。崔公让教授视病患如亲人的态度，令在场的每一个医师和护士都深深敬佩不已。事后崔公让教授对弟子们说道：坏疽的患者多半家境贫困，不舍得就医而致病情一拖再拖，对这样的患者，我们更应该一视同仁，潜心施治。

在诊治方面，崔公让教授提倡简、便、廉、验之有效的"术"，反对过度治疗。崔公让教授经常告诫弟子们：能用简单有效的方法，就不要折腾患者去做些无关的理化检查；能口服药物治疗的疾病，就不要开打针输液；可以保守治疗的脱疽患者，就不要动不动推荐他去做介入、放置支架。门诊有一位20多岁的男性患者，常年嗜烟造成下肢血管狭窄闭塞，在某省级西医院确诊后行介入治疗，先后导管取栓后放置5个支架，血管直接变成"钢管"，术后当天效果明显。但不过三天，再次出现血栓致使血管闭塞，病情加重出现足部跗趾端发黑坏死，面临截肢风险。无奈之下，经主治医师建议慕名而来寻求中医药治疗。该患者在门诊持续治疗半年多，病情逐渐稳定好转，最终坏死部位干性脱落，保存了患足。这样的脉管炎病例很多，往往见到崔公让教授后一边痛诉病史和诊治过程，一边哭诉医疗花费巨大。崔公让教授叮嘱弟子们，对于脉管炎这样的疾病，一定要认识清楚其发病机制，不能罔顾炎性发作期的事实，单纯为了演示自己所谓"高超的球扩、支架技术"，徒增患者的医疗费用，而没有实际的临床疗效，最终加剧医患矛盾。更何况脱疽患者大多来自农村，家境贫寒，更应该体会患者的艰辛。崔公让教授以身作则，在治疗方面从不开"大处方"，往往10味左右的中药即可药到病除，并且主张方小药专，能用草类药物就不用虫类昂贵药物，能用浙贝母就不用川贝母。崔公让教授之所以对大部分的毒类药物应用具有独到经验，甚至以身试药，主要是考虑这些药物除功效可靠外，价格也相对便宜，能有效减轻患者长期服药造成的经济负担。对于有些贫困的患者，崔公让教授在门诊针灸治疗后，通常对侍诊弟子说："病人从农村来不容易，免收治疗费吧。"正是这种"仁术"思想，促使崔公让教授在临床上不断提高诊技的同时，还发明了一些"简、便、廉"的治疗方法，如：自制烘烤绑扎仪器，指导淋巴水肿患者回家自己做、自己用；调配"生肌白玉膏"，免费给久治不愈的疮疡患者使用；等等。

"莫道桑榆晚，为霞尚满天。"崔公让教授退休后，被医院返聘继续工作在临床一线，每天大量的患者从全国各地慕名而来，每年门诊诊治患者多达 10000 人次。崔公让教授不顾年岁逐年增高和自身健康，每次都坚持诊完最后一名患者才下班，经常误了吃饭时间。后来医院领导多次劝阻，让他以身体健康为重，并对他这位"国宝级"老专家进行门诊限号。这样一来，有许多外地初诊的患者，早早地来医院排不上号，就群集在诊室外求号。崔公让教授每每不忍心，常叮嘱侍诊弟子给予照顾、加号，结果加号的数量远超限号。每个半天门诊患者多达 50 人，跟师的弟子们实在不忍心看到自己的恩师，这样一位耄耋之年的老人如此辛苦，多次建议崔公让教授"实在是不能加号了"。崔公让教授往往语重心长地说：外地人大老远来慕名看病不容易，有许多外省的，尤其是农村的病人，"好多病人跑遍了北上广，看遍了西医、中医，最后好不容易抓到你这根稻草，咱别让患者寒心啊"。崔公让教授不仅具有精湛的医术，更有这样的"仁心"、良好的医德，得到了广大患者的赞誉，形成了较大的社会影响力。

崔公让教授说，母亲是他第一位老师，教会了他踏踏实实做事，坦坦荡荡做人，遇事不争。许多学术会上或者新闻媒体采访，主办方都会征求崔公让教授的个人简介。如果正常整理，学术的荣誉称号多达 100 字，学术兼职种类数十种，如果逐一介绍也需要 10 分钟左右。这个时候崔公让教授看到都会跟主办方说："别介绍那么多虚名，就介绍说我是一名老中医、老先生就可以了。"崔公让教授常讲"上善若水，水善利万物而不争"，认为水既具有柔和上善的品德，又具有不受任何阻碍而勇往直前的精神。江溪小河里的水在没有路的时候，会以坚韧不拔的精神，开辟出新的道路。水生生不息，涓涓细流，汇成江河湖海；不仅自身生化不已，还能净化浊物，能与万物相合，"上善"之德造福万物。正因为如此，老子言其"近乎于道"。记得 2013 年国医大师申报时，河南中医学院第一附属医院学术委员会一致推荐崔公让教授作为单位第一推荐人，部分领导电话打到家里，向崔公让教授报"喜讯"。崔公让教授一听说，当时就婉言拒绝了，建议推荐其他名老中医，并且说：名是身外之物，我现在人老已步入暮年，能多看几个病人、治好几个病，就心满意足了。后来医院组织填写申报书，弟子们一起去崔公让教授家咨询核实相关情况，崔公让教授讲道："咱们医院比我优秀的同志很多，你们不要有争的思想。"正是崔公让教授的"不争"，心无旁骛，全心全意扑在诊病救人和提高专业技术上，"淡泊明志 宁静致远"，才成就他卓越的学术和高尚的医德仁术。

五、授业传道

崔公让教授长期被聘为河南中医药大学教授、硕士研究生导师、传承型导师，每年带 2～3 名研究生，十多名进修生、实习生，并担任第一临床医学院"入学第一课"主讲教授、中医外科研究生授课工作。崔公让教授教育学生和弟子时，总是循循善诱，不厌其烦，悉心指导，毫无保留。每年的第一临床医学院本科生的"入学第一课"，通常是崔公让教授主讲。面对刚步入医学校园、对医生这一神圣职业充满幻想的学生们，崔公让教授总是将自己的人生经验、学习成才的方法等一一讲给同学们听，同时鼓励他们多读书、勤学问。

如崔公让教授讲"何为智慧","智者做事，慧者做人"，智就是一个人的理性思考能力、判断能力和解决能力，"慧"就是想明白了一切事情的因果关系。在学医的路上，要养成严谨、慎思的好习惯，"学医不精，不若不学医也"。在临床中带教，崔公让教授提倡根据每个学生的能力因材施教，做到"放手不放眼"，努力给学生创造临床实践操作的机会。侍诊弟子跟师一段时间后，崔公让教授都会考查其对诊室常见病诊疗思路的理解吸收程度，对合格者采取放手实践、自己开方的办法。具体方法是由弟子接诊患者，进行望闻问切、书写病例，并阐述自己的辨证思路，开出诊治方药，崔公让教授在一旁指导，并对接诊中存在的问题一一指出，如望诊的内容，问诊中的语言特点，复杂辨证中的"舍脉从证"或"舍证从脉"，处方中的治则、配伍、药物加减等，并详细指导。对于弟子中卓有成见的观点，他则大加赞赏，并鼓励弟子尝试治疗，观察疗效，总结经验。

在学术继承方面，崔公让教授重视培养中医后继人才，提倡院校教育与师承相结合。在河南文史馆年会上，他曾多次向河南省人民政府提出建议《重视河南省中医学历史文化的传承及发展》，建议政府组织各相关单位采集河南省中医流派及中医世家信息，开展收集整理工作。在国家中医药发展高层论坛"珠江论坛"学术研讨会上，崔公让教授提出"中医药的承继与发展，应注重师承""中医外科外用药物应解固释困"等建议，受到国家中医药管理局领导的重视。

1992年，崔公让教授先后被国家人事部、卫生部、国家中医药管理局联合确定为第二批全国老中医药专家学术经验继承工作指导老师，带徒 1 人。崔公让教授退休后被周围血管病科室返聘为名誉主任，每周四带领科室年轻医师和进修医生查房，结合典型的病例，将自己多年宝贵的经验毫不保留地传授给他们，并培养其中西医结合的思辨方法。1999 年，崔公让教授被聘为研究生导师，开展研究生高等教育，带领学生做课题、搞科研。2007 年，他担任国家"十一五"崔公让学术思想及临证经验研究课题组指导老师，组织团队整理优势病种诊疗方案 5 种，临床有效方药、诊治经验数十种，先后国内中文核心期刊发表论文 15 篇。2008 年被国家人事部、卫生部、国家中医药管理局联合确定为第四批老中医药专家学术经验继承工作指导老师，带徒 2 人，同年在河南中医学院第一附属医院组建崔公让名医工作室及传承团队。2009 年，崔公让传承工作室获得"全国先进名医工作室"称号。2010 年，崔公让教授成为全国首批国家名老中医传承工作室指导老师，建立国家级崔公让名医传承工作室；2018 年，国家中医药管理局批准成立全国名中医崔公让工作室，团队成员扩展到 160 多人，其中高级职称 50 余人；建立工作室网站，传播学术思想、科学养生理念；每年开展国家级继续教育，参加学员 200 余人；培养研究生 10 多名，接受进修医师 20 多名；2016 年起筹办"崔氏学术传承"微信公众号及研讨群组，使上万基层医务人员受益。

第二章

学术精华

一、忠恕之道，为医之本

崔公让教授认为中医学是中华文化的结晶，研究中医应首先研究中华传统文化。中华文化以儒家和道家学说影响最深。儒家的中庸思想对中医学有着深远影响，元·王好古在《阴证略例·序》说：《中庸》曰：致中和，天地位焉，万物育焉，而况医乎！《内经》很重视中庸之"和"这一思想，强调维持正常生命活动应"法于阴阳，和于术数"，认为疾病是气血不和所致，"气相得则和，不相得则病"，"血气不和，百病乃变化而生"，主张治疗时"必先岁气，无伐天和"，"疏其血气，令其调达，而致和平"。老子的《道德经》所提出的整体观、万物的互根互用、"法于自然，和于术数"等诸多思想，指出阴阳的对立统一，互根互用，重视人与天地、人与他人、人体内部的"和"的状态，亦有异曲同工之妙。同时，中医的医德观认为，医乃仁术，治病是手段，救人才是目的。为医者，首先要立德。由于受到儒家学术思想的影响，中医的医德把"忠恕之道"作为基本出发点，"忠"是指主体在其行为中所呈现出来的一种心理意识、品格和态度。具体来说，就是当"我"为"他人"做事的时候，要不欺人，不自欺，不存私心，不偏不倚，诚心诚意，尽心尽力。宋代儒学家朱熹认为"尽己之心为忠"（《四书章句集注·中庸》）。"恕"，汉代贾谊概括为"以己量人谓之恕"（《新书·道术》）。

这就是说,"恕"是指当"我"在对待"他人"的时候,要用"我"之心去衡量"他人",要使"己心如人心"。朱熹更明确地解释为"推己及人为恕"(《四书章句集注·中庸》)。即要由"我"之心去推知"他人"之心,由"我"的爱憎推知"他人"的爱憎。不难看出,无论贾谊还是朱熹,他们对于"恕"的释义都贯穿着一个共同的原则——换位思维,即把"我"放在"他人"的情境中去考量,这正是"恕"的核心要义。儒家的这种仁义道德观被历代许多医家所尊崇:孙思邈认为医生应"先发大慈恻隐之心""志存救济";张仲景"精究方术",则是为了"上以疗君亲之疾,下以救贫贱之厄"。在这种"忠""恕"思想指导下,崔公让教授特别强调为医者要施仁术,需以"仁"的思想来对待患者。他在治疗周围血管疾病时,除仁术贯穿于对患者细致查体、对症施药、关心爱护外,在理法方药施治中,还善于洞察自然规律,力求人与自然的平衡和协调。崔公让教授强调诊疗血管疾病如同治理河流:上游封山育林,中游养护河床,下游疏浚河道。他认为在临床治疗上既要胸怀全局,又要明察秋毫:①通过临床洞察疾病发生的规律,疾病的临床特点,对疾病进行横向与纵向对比,找出其相同性与特异性;②对特异性与相同性找出其敏感点;③对敏感点可设立多种假说,对假说进行新的认识、新的研究,进而创造。

二、病证结合,中西医化合

崔公让教授作为一位中医理论家、中医临床大家,主张立足中医，以中为本，巩固专业思想，同时认为中医学是开放的学科，主张积极吸取西医学知识，做到西为中用。

崔公让教授发展了"中西医结合"的思想，提出"中西医化合"的概念，在临床实践中常中西并举，强调"必以国学为经，西学为纬，择善而从，权操自我"。崔公让教授认为在治疗手段上中医特别强调"病人"，西医特别强调"病"；中医注重宏观，西医注重微观；中医采用平衡调节，西医采用对症治疗。若应用中医理论与治疗方法和西医的诊断相结合，其本质并未发生改变，这是医学的"嫁接"。若在理论及治疗方法上能达到统一的认识，则是中西医学的化合，这将是 21 世纪中西医研究的总方向，而新的医学模式将是融中医的宏观与西医的微观，中医的自然哲学医学模式、西医的生物医学模式，中医的形象思维、西医的逻辑思维，中医的观察领悟与取类比象、西医的实验对照分析方法为一体的生物 - 心理 - 社会医学模式。

在周围血管疾病的治疗中，崔公让教授强调必须以中医基本理论为指导原则，以中医辨证为基础；在规范中医证型的基础上，将中医中药的研究逐渐提高到分子生物学水平及基因证型水平；由于周围血管病病程长、合并症多，所以在治疗过程中，不排除某个阶段的西药切入，但需将西药的治疗规范化；在中医宏观调控的基础上，同样重视西医学的微观处理，如血管外科手术的介入治疗、血管旁路、血管腔内外科等，应将两种治疗方法融为一体；在内治的基础上，充分发挥中医外治法的优势，达到内治与外治相结合、临床治疗与康复相结合，中西医化合。

三、治疗周围血管病坚持衷中参西之路

中西医是在不同的历史条件下发展起来的，各有其不足之处，两者结合方能取长补短。在结合时必须以中为本，以西为用，以中为主，"古为今用"，"洋为中用"。

不论是中医或西医都由三部分组成，即基础理论、诊断方法、治疗手段。中医基础理论与西医基础理论由于其产生的基础、思维模式、医学模式、研究内容、研究方法之不同，要想短期内达到统一认识是十分困难的。在治疗手段上中医特别强调"病人"、西医特别强调"病"，中医注重宏观、西医注重微观，中医采用平衡调节、西医采用对症治疗，两者也有很大的分歧。中西医两者目前最能统一的是诊断，都能将现代生物学、物理学、化学的诊断方法应用于临床。但现代生物学、物理学为医学之本，化学为标。若应用中医理论与治疗方法与西医的诊断相结合，其本质未发生变化，这是医学的"嫁接"；若在理论及治疗方法上能达到统一的认识，是医学的化合，这将是 21 世纪中西医研究的总方向。

新的医学模式将是融中医的宏观与西医的微观，中医的自然哲学医学模式与西医的生物医学模式，中医的形象思维与西医的逻辑思维，中医的观察、直接领悟、取类比象与西医的实验分析方法为一体的生物－心理－社会医学模式。

周围血管疾病除少部分构形异常性疾病外，绝大多数均为内科疾病的并发症。由于饮食结构、自然环境与社会环境的变化，代谢性疾病将成为未来医学的主要矛盾。其所伴发

的高黏滞血症、动静脉血栓病的发病率将会大幅度上升，给中西医结合研究周围血管疾病的病因与治疗带来新的机遇与挑战。综合多家学说的观点，21世纪研究周围血管病应从以下几方面着手。

1. 循证求因探讨疾病发病机理的研究

中医是循证求因的标准医学，根据舌、脉、色、症进行综合分析后进行证型分类，然后综合辨证施治。证型标准化是中医临床研究中基础的基础。研究中医证的方法，不外乎临床研究和试验研究两种。

西医学已由临床诊断发展到血清诊断，再发展到生化与现代物理诊断，现在正在向基因诊断发展。相同的疾病由于其内外因素之不同可出现不同的证，而不同的疾病又可出现相同的证，这就是"同病异治"和"异病同治"的依据。每种证相同必有其物质基础，这个基础采用血清法、生化法是不能进行揭示的，现代基因研究给证型的研究提供了新的手段和理论。

2. 中西医结合周围血管病证的研究

阴阳是人体内最基本的物质，两者处于对立统一之中，疾病的发生是阴阳平衡失调造成的。人体的疾病状态可以体现在不同层次和不同方面，根据分子遗传学基本法则，基因是根本的决定因素。中医阴阳学说和西医基因学说两种理论的结合，可使中西医从最基本的、最根本的融合开始，最后达到本质结合。分析阴阳与 DNA（基因）结构的关系，分析证与 DNA 上所携带的遗传信息间的关系，寻找它们之间的结合点，阐明阴阳的真谛，寻找证的物质基础，使辨证论治从现象升华到本质，这就是循证求因，也是宏观辨证与微观辨证相结合。

3. 中药复方辨证治疗血管系统疾病的机理研究

中药方剂最大的特征是整体性、复杂性、灵活性。整体性体现了中医理论的精髓。中药方剂之所以能起到优良疗效，肯定是因为其物质基础——三大类化学成分（无机物、有机小分子、生物大分子）在起作用。一个方剂少则几味，多则十几味，化学成分可能达几百种甚至上千种，哪种化学成分在起作用，这给中药复方的研究带来很大的困难。在过去的研究中强调了研究成分的单一性，而处方成分的过度单一又失去了处方的整体性。

血管系统疾病的发生具有多源性，"病在脉者，调之于血"。以动脉硬化为例，此病的发生与脂质代谢、血液黏度异常、血流动力学改变、血管内膜损伤等多种因素有关，这些多源因素又是更多种因素所引起，所以在治疗动脉硬化时，单一解决某一因素并不能起到良好的作用。近 20 年来溶栓药、降纤药、抗凝药、抗血小板聚集药等在临床上的广为应用，血管旁路转流术及球囊导管腔内成形术（FEA）的开展，对缺血肢体血运的重建起到了积极的作用，是跨时代的进步。但是，术后的再狭窄率却居高不下。另外，中小血管栓塞与闭塞，也是血管外科医生面临的难题之一。基因科学的迅速发展，给过去视为治疗困难的疾病带来了希望。

中药具有"多成分，多靶点"的作用，对循环器官疾病的发病原因多源性具有良好的作用。21世纪应通过系统的研究工作，以大量的现代科学研究数据为基础，从组织器官、细胞、分子水平阐明中药复方多成分、多途径、多环节、多靶点的药理作用特点和机理，建立"中药复方治疗药物作用模式"，寻找"同病异治""异病同治"的物质基础。

4. 中西药联合用药的研究

目前，全国各地在周围血管疾病的防治中存在着用药过乱、过滥的现象，中药、西药联合应用非常普遍，西药的抗凝药、溶栓药、降纤药、抗血小板聚集药与扩张血管药联合使用也是常有的现象。但药物应用不规范，这不仅浪费了药物资源，增加了患者的经济负担，还可能会出现药物的拮抗，增加临床的副作用，从而影响疗效。中西药联合应用时，中药以证为准，西药如何切入，切入的体征、切入的时机、用药剂量、用药方法需要进一步深入研究，要达到量化与规范化还需要做大量的工作，也需要长时期的深入观察与总结。西药规范用药也是一个亟待解决的大问题，除在基础医学上做大量的工作外，在认识上也需要有新的突破，如何量化用药方法，也需要组织有条件的单位在统一标准下做大量的深入研究。

5. 中医宏观调控与血管外科手术关系的研究

中医的特点是宏观网络式思维，信息反馈式分析，演绎推理的判断方法，对人体疾病的治疗起到了宏观调控的作用。

运用分子生物学和分子遗传学等技术，分析人类基因组的结构、功能及其所携带的遗传信息与中医辨证的关系，建立"证"的客观指标，对"证"宏观调控，实现对证治疗，以治其本。血管旁路手术、血管介入治疗广泛应用后，一段时间内被认为是肢体缺血和冠心病患者希望之所在，尤其对生命质量的改善是无以替代的重要途径，但远期效果如何，有资料认为不比药物保守治疗优越。手术治疗时间短、取效快也深受患者的欢迎。手术治疗失败的主要原因是手术后再狭窄，提高手术成功率的方法除术前对病情做出正确评价、认真诊断、精心手术这些微观的处理外，能否将中医宏观治疗在手术前及手术后切入之中，使其宏观与微观结合在一起，仍需要临床工作者认真设计，精心观察，长期实践才能取得质的突破。

6. 中医外用药物研究迫在眉睫

中医治疗的精华之中包含着外用药物，它是几千年经验的结晶。由于有些药物配制工艺复杂早已失传，有些迫于药物政策、法规问题无法生产研究，有些由于药源困难无法生产，中医外用药物品种越来越少，处于亟待抢救状态，如不积极地开发研究和应用，很可能会在不久的将来名存实亡。

中医外用药不少品种内含有重金属，重金属与有毒元素的应用成了难以突破的障碍，对这个问题，我们应有新认识、新观点。最近，国内外曾发现许多年来被公认具有毒性或刺激性的物质，如果用适当剂量或改变其给药方法，不但不损害机体，反而能使生物延年益寿，医学上称为"毒物应激效应"，起到以毒攻毒的作用。

中西医结合绝非一朝一夕能解决的事情，需要几代人，甚至几十代人艰苦卓绝的工作才能实现。对这项工作既不可停滞不前，又不可拔苗助长。科学的方法是有计划、有组织、由浅入深、由临床到实验、由实验到临床，认真研究，努力探索。开展好中西医结合周围血管疾病的科研工作，学会是一个很好的桥梁和纽带，今后我们应以学会为依托，组织学会内、学会外有志于对周围血管疾病研究的同仁共同工作，争取通过几代人的努力，使其在理论与方法上有所突破。

四、治瘀为纲贯穿周围血管病治疗始末

对于"血瘀"的概念，当代学者结合医学古籍，概括为痛为血瘀、久病入络之血为之血瘀、污秽之血为之血瘀、离经之血为之血瘀。这些"血瘀"的概念在周围血管疾病中，无论是动脉疾病还是静脉疾病，都可充分体现出来。在《内经》中，对血瘀记载的病名有"恶血""留血""秽血"。至汉代张仲景《伤寒论》和《金匮要略》，始见"瘀血"病名，并为之创立了辨证论治体系和10余首活血化瘀方剂。因此，活血化瘀是周围血管疾病的基本治则。但周围血管疾病病因多端，涉及诸如寒、湿、热之有余，或气、血、阴、阳之不足，虽然血瘀是其中最为重要的机理，但又毕竟是多种病因所致的病理产物和病理机转。如疼痛是本类疾病带有一定共性的常见症状，有气滞致瘀而痛、寒凝致瘀而痛、热灼致瘀而痛、湿滞致瘀而痛、阳虚血虚致瘀而痛、阴虚血瘀而痛，临证当

仔细辨析。在应用活血化瘀这一总治则时，还必须结合寒热虚实的不同，灵活应用理气活血化瘀、散寒活血化瘀、清热活血化瘀、祛湿活血化瘀、养血活血化瘀、养阴活血化瘀、解毒活血化瘀、平肝潜阳活血化瘀、止血活血化瘀等一些常用的治则，临床才能取得较好的疗效。

崔公让教授指出，中医的基本理论文字简练、内涵丰富，故对中医理论的理解关键在于"悟"，应力求知常达变，举一反三。他常对学生讲，在外周血管疾病中，最能体现中医理论的是"痛则不通，通则不痛"。"通"是方法，"痛"是结果，此句话中含义很深，它告诉我们可以采用中药温阳通脉、活血通脉、祛毒通脉等方法，但其深层含义中还包含其他"通"的方法。由于受社会条件的限制，"腔内溶栓""导管取栓"等通脉的方法被西医学捷足先登，但这仍不失为对中医这种认识的解读，进而言之，师承的学生还可以沿着这条思路探讨出新的治疗方法。再如对于妊娠保胎过程中合并股肿（下肢深静脉血栓形成）的患者，肢体肿胀，阴道出血，患者往往终止妊娠困难，而抗凝溶栓治疗风险高。崔公让教授则认为妊娠期胎儿于胞中，必影响其气机畅达，若素体不足则可出现气滞血凝，且寒、热、痰、湿等也可造成血行不畅而变生他患，故妊娠病中应充分重视血瘀这一病机。《素问·六元正纪大论》说："黄帝问曰：妇人重身，毒之何如？岐伯曰：有故无殒，亦无殒也……大积大聚，其可犯也，衰其大半而止，过者死。"意即妊娠时确有病邪存在，虽使用峻烈药物，也不会伤害母体，亦不会损伤胎儿，但是在用药过程中，必须"衰其大半而止"，不可过用、滥用，并在临证过程中根据其瘀血的程度和患者的体质情况来选择药物和调配剂量。因此，崔公让教授在临床实践中，紧抓证的核心，"有是证，用是药"，往往活血化瘀及溶栓药物中西并用，每获良效。

五、空色不异，思辨重望诊

"色即是空，空即是色"源于佛教，取自大乘空宗经典《摩诃般若波罗蜜多心经》："色不异空，空不异色，色即是空，空即是色，受想行识，亦复如是。"这句佛经名言包含着很深的哲学思想。简单而论，"色"是指一切能见到或不能见到的事物现象，"空"是事物的本质，色与空相对而又统一；"色不异空"，是指一切事物都不离"空"性的存在，从外在可以看见最具体的物质来说，它是由众多因缘条件造成而存在的，因此一切物质虽然存在，却没有实体性、自主性；"空不异色"是说明空性的显现，是不能离开一切法而有的，当它宛然存在的当下，就要觉察到无我、无常的道理，才能彻悟其空性。整句话的意境说明物质现象皆依各种因缘条件而产生，也依于不同的因缘条件而消失。

崔公让教授灵活运用中医的思维诊断观点，认为疾病变化的病理本质虽然藏之于"内"，但必有一定的症状、体征反映于"外"，局部的表现常可反映出整体的状况。从传统中医诊断学思维出发，我们可以认为机体内在的变化与外在的表现相统一，对生命外在表现的观察、辨认，可以形成初步的感性认识，进而发现并归纳出内在本质的属性。这也是中医思维"司外揣内"的推理模式，推测出未知的生命状态，完成了由现象到把握本质、由感性上升到理性的认识过程。通过"色不异空"，可以有效推测出生命现象与生命状态的关系，使中医学能够通过现象抓住生命和疾病的本质规律。"空不异色"提示我们在临床诊断中，患者机体脏腑组织结构与功能层面的变化，外在一定有所表现，因此要认真观察和研究，采用"知常达变、见微知著"的辩证思维去分析核发现。如中医"藏象"学说，肺主气司呼吸、宣发肃降、通调水道、朝百脉助心行血、主治节，在体合皮，其华在毛，开窍为鼻，在液为涕；在病理状态则表现出水湿内停，咳嗽咳痰、胸满喘息等临床症状，局部皮毛失濡、枯槁不泽、鼻塞流涕、嗅觉失常等。现代科学研究认为，脏腑器官的组织结构及功能改变，或神经内分泌免疫网络功能紊乱，都可以使患者表现出外在不适的临床症状，且具有某种程度不完整的对应性。如"全息医学"论，同样，反之运用全息推拿学，在人体特定部位（全息元）进行一定的手法操作，从而达到治疗全身疾病或局部疾病的目的。

《外科大成》载："凡阅人之病，必先视其形色，而后于相参，诚识于始，以决其终。百无失矣。"崔公让教授在临床诊断中，尤重视中医"望诊"。《素问·阴阳应象大论》曰："以我知彼，以表知里，以观过与不及之理，见微得过，用之不殆。"通过望诊观察人体生理病理各个方面的表象，结合"司外揣内、知常达变、见微知著"独特的中医辩证思维，将显现于外的客观表现与内在机体的本质变化相联系，在不破坏整体的情况下，推断出疾病的发生发展规律，取得了诊治疾病方面的卓越成效。崔公让教授通过审察患者的手指背侧皮肤皮色、形态变化，进行分析、综合、对比、思考，认为手指局部变化与痛风存在明确的关联性。崔公让教授通过"望诊"手指的异常变化来预测痛风，符合中医传统的诊断思维方法，并总结出"色即是空，空即是色"的诊断学术思想。

如"崔氏观手指诊痛风"检查方法，内容包括色、形、态三个方面，只有明确正常标准才可能对患者的情况进行详细描述。如主色的判定，首先明确统一其概念，即正常人生来就有的基本色泽，以及各个年龄段群体正常色泽的变化。正常人手指背侧皮肤呈黄色，与周边手背皮肤无明显差异，明润有光泽，气色调和。一旦颜色加深或者呈现其他颜色如红色、暗红等，司外揣内，则健康必定出现异常。形态是气色在手指背侧显现出来的状态，包括横状皮纹及结节等。对于形态具体异常的判定，崔公让教授依据人的手指正常体表组织的形态，确立观察的范围，如横状皮纹的多少、病理状态下的结节肿块等。经过对正常机体与异常机体外在表现的反复对比，发现痛风患者手指局部的特异性。此法简便易行，不受现代设备和条件限制，但需要制定一个全面、可靠的手指望诊的标准，才能更有利于临床医生对痛风早期的分析判断。"色即是空，空即是色"为中医望诊理论和诊断方法注入了新的活力。

六、执两用中，阴平阳秘

执两用中是历代学者将东方哲学融会于工作中的具体表现。崔公让教授在继承的基础上，临床将其运用于生活实践与医学实践中，特别在医学实践中，不仅是认识论，还是方法论，执两用中都是其主体思想之一。

《素问·移精变气论》中记载了"往古人居禽兽之间，动作以避寒，阴居以避暑，内无眷慕之累，外无伸宦之形"，对自然物理有切身的体验，所得所悟，朴素而真实。先民的生活体验奠定了古圣先贤的思想基础。自周至秦，中国传统文化文明已比较成熟。《黄帝内经》就是这一时期的辉煌巨著，它继承了秦汉以前的医学经验积累，结合了当时世界上最为先进的文化、哲学、科技成果，形成了中华医学独特完备的医学理论体系。

《素问·宝命全形论》说"天覆地载，万物悉备，莫过于人。人以天地之气生，四时之法成"，明确指出人是自然界的产物，强调天、地、人"三才"一体。在这种医学模式指导下，人体必须维持与自然界的和谐与平衡，即所谓"人法地，地法天，天法道，道法自然"。"天人合一""天人相应"是最基本的生命规律，同时和谐共处是最基本的生存法则。又如"人生有形，不离阴阳"，是说人要生存，还必须维持自身状态的和谐与平衡。只有这两种和谐与平衡的状态维持好了，人才能"与万物沉浮于生长之门"（《素问·四气调神大论》），才能健康无病。人生天地之间是"中"，这种和谐与平衡的状态也是"中"。《礼记·中庸》说"中也者，天下之大本也；和也者，天下之达道也。致中和，天地位焉，万物育焉"，可见"中"的重要作用。

《素问·气交变大论》中说："夫道者，上知天文，下知地理，中知人事，可以长久。"又说"善言天者，必应于人。"

《本草纲目·十剂》中说："欲为医者，上知天文，下知地理，中知人事，三者俱明，然后可以语人之疾病，不然则如无目夜游，无足登涉。"这又对为医者的个体素质提出了具体要求：必须从多角度看问题，认知事物的两个方面，找出"中"道规律，坚持真理正道不动摇，也就找到了解决问题、治病疗疾、经世济人的方法与门径。所以《尚书·大禹谟》指出："人心惟危，道心惟微，惟精惟一，允执厥中。"《礼记·中庸》进一步解释说："执其两端，用其中于民，其斯以为舜乎？"至此"执两用中"的哲学观点就被确立下来了，而这一哲学概念，对临床医疗活动同样具有指导意义，避免诊疗过程中出现"太过"与"不及"两端现象，为从医者提供了认识论和方法论，要求医者既要有对"两端"的清晰认识，又要有"用中"的技术和能力。

《素问·气交变大论》中说："善言天者，必应于人，善言古者，必验于今。"崔公让教授认为："执两用中"即是对生态、疾病的认识论，更是济世、疗疾的方法论。崔公让教授认为医学首先是人学，医学之难精，其中也包含着人学之难，需要多方面的知识来破解人类自身的奥秘，但对于医者，万变不离其宗，目的归一，各类知识都必须是拿来为医学目的服务的，否则就会流于散漫，迷失了方向。这其中包括中国传统文化，那是中医成长和发展的土壤；也包括现代西方文化和科技，同样是人类智慧和文明的成果。广泛学习文化、科技、医学知识，兼以体验参悟，才能达到"执两"；了解生病的人的生存状态和所生疾病的整体形势，进一步参悟，找到防治疾病、回归健康的思路与方法，即是"用中"。在治疗学上，整体把握疾病阴阳、寒热、表里、虚实，做到治疗上不偏不倚，更是"执两用中"思想深层次的体现。所以崔公让教授说：譬如对动脉硬化闭塞症这样一个病证，既要穷学博研，对古今医家关于该病的认识、病因、病机、诊断、鉴别、中西医疗法、预防等要有清楚的认识，又要用心观察每一个个体，究心方术，认真参悟；既重视四时、阴阳、寒暑、禀赋、体质、地域等因素的影响，又重视疾病个体病情演变规律，才能施以恰当的治疗。譬如，治疗动脉硬化闭塞症，坚守中道，既重视脉，又重视血与络，重温通，但不尚温燥，时时注意顾脾胃、养阴液等；坏疽残端清创时，更是要求把握时机，做到去残无损，提出"控制感染，促湿转干，分离坏死，促进愈合"的外科处理原则，最大限度地保全肢体功能。这些都是"执两用中"这一哲学思想的具体体现。近年来，崔公让教授根据"执两用中"思想，探索出了一套针刺镇痛的方法，更是在这一哲学思想指导下的创新型研究成果。

七、全程防治周围血管疾病

崔公让教授对疾病的全程防治思想包括未病先防、既病防变、病愈慎养三个层次的要求。

周围血管病是一组病程长、易反复的疾病，必须避免一劳永逸的思想，坚持全程防治的思想。既要治病疗疾，又要因地制宜地进行健康宣教。教会患者合理安排日常生活，摒弃不良习惯。崔公让教授认为，除了一些严重的遗传性疾病、意外伤害外，很多疾病是由于不良生活习惯导致或诱发的。

在人体健康方面，生活习惯有时起决定作用。周围血管病也不例外。现代流行病学、病因学、病理学研究已证实，吸烟、酗酒、高糖高脂饮食等都是血管疾病的高危因素。另外，疾病的发生、发展一般都具有渐进性，所谓"冰冻三尺，非一日之寒"，所以《温病条辨》中说："易曰：履霜坚冰至，圣人恒示戒于早，必谨于微。"积极预防是最科学的命题，防患于未然才是最理想的。思想上重视，行为上实行，是未病先防的基本方法。

作为临床工作者，日常工作主要是解决临床问题，即"既病"问题。治病过程中，时时注意传变，对防止疾病发展与反弹可起到事半功倍的作用。譬如，动脉硬化闭塞症如果出现湿性坏疽，最容易传变，导致毒邪内陷，所以崔公让教授提出"控制感染，促湿转干"的处理原则，使坏疽局限，避免高位截肢和生命危险。

动脉硬化闭塞症是全身动脉硬化的局部表现，症状缓解的基础一般建立在局部血管的重建，或依赖侧支循环的建立，真正治愈还在于愈后的慎养。新建立的侧支血管和再通血管，更容易遭受损害，导致再狭窄、再闭塞，而且一旦再损害，后果则更严重，所以"慎养"实寓于治疗之中。

关于血管病的防治措施，崔公让教授形象地把它比喻为对黄河的治理——上游封山育林、中游保护河床、下游疏浚河道，这是治未病、防传变的思想体现。育林封沙，是在源头上下功夫，减少泥沙淤积，即培育良好的生活方式，防止、延缓动脉硬化的发生；保护河床，即提高抗病能力，不受邪侵，如《素问·上古天真论》曰："虚邪贼风，避之有时，恬淡虚无，真气从之，精神内守，病安从来"，合理健康的生活方式，兼以适度的体育锻炼，良好的精神状态，可以预防疾病的发生；疏浚河道，是治疗方法，《素问·脉要精微论》曰"夫脉者，血之府也"，血管疾病常常以疼痛为外在表现，"不通则痛"，所以，疏浚河道是"血府"以通为用的具体要求。

　　未病先防，既病防变，病愈慎养，贯穿疾病防治的全过程。如上所述，未病之时，做好养生保健，防止疾病发生；发病期间，更应加强整体调养，合理治疗，肢体保护，防止溃破染毒等变证发生，以利疾病恢复；病愈后，正虚邪弱，应养正祛邪，防止疾病复发。三者结合起来，持之以恒，才能彻底远离疾病困扰，获得健康的体魄。

第三章

临证精粹

第一节 临证经验

一、脱疽

脱疽，是指四肢末端坏死，严重时趾（指）节坏疽脱落的一种慢性周围血管疾病，又称脱骨疽。其临床特点是好发于四肢末端，以下肢多见，初起趾（指）间怕冷，苍白，麻木，间歇性跛行，继则疼痛剧烈，日久患趾（指）坏死变黑，甚至趾（指）节脱落。在《灵枢·痈疽》中即有关于本病的记载，云："发于足趾，名脱痈，其状赤黑，死不治；不赤黑，不死。治之不衰，急斩之，不则死矣。"本病相当于西医学的血栓闭塞性脉管炎、肢体闭塞性动脉硬化、肢体动脉栓塞和糖尿病足。好发于青壮年男子或老年人。

（一）辨治原则

1. 正虚寒实是病本

崔公让教授认为，脱疽发病为不循天、地、人三者之常，养生失当，致使脏腑内损，正气先亏。反过来，正气虚，内不能养五脏，外不能温肌肤。五脏失养，功能低下或紊乱，经络气血运行失常；肌肤不温，寒邪客之，所谓"正气存内，邪不可干""两虚相得，乃客其形"，因为"血气者，喜温而恶寒，寒则泣而不流，温则消而去之"，所以血脉为之痹阻，病由之生。崔公让教授时时强调，正虚寒实是病之本。未病之时，要注意养生，顾护正气，勿令克伐；既病之后，尤宜养护；治疗过程中更要时时注意保护正气。具体来说，崔公让教授提倡用温而不燥，防止伤阴；用寒而不过，防止伤阳；用温通而不伤气，注意益气健脾。总之，应做到执两用中，不太过与不及。

2. 从瘀论治是关键

崔公让教授认为各期的治疗都不要忽视"瘀血"这个关键环节，所谓"治瘀贯穿周围血管疾病的始终"是其治疗血管病的最基本学术观点。从文献学上讲，《内经》已有"血实""血虚""血脉凝塞""留血""衃血""恶血"的记载，并提出了治疗原则与方法。汉·张仲景《伤寒杂病论》首列"瘀血"病名，并创制了10余首治疗方剂。嗣后诸家研究蜂起，尤以清代王清任创制逐瘀类方影响深远。这些均可看出历代医家对血瘀证的重视。从病因病机上讲，无论寒、热、虚、实何种始动因素，或气虚，或气滞，或痰浊，或寒湿，或热毒，只要能导致周围血管疾病，必先有瘀血而后发病，瘀血无论是作为病因还是病理产物，都是导致周围血管发病的直接原因；瘀血除，血流通，组织得血液滋养则病愈。所以必须抓住血瘀这个关键环节辨证施治。在治疗上，只要能辨清导致血瘀的原因，就找到了病本；能祛除瘀血，保障组织血液灌流，就解决了周围血管疾病。

治瘀之法，中西医各有专长，都是在"痛则不通"理论指导下，达到"通则不痛"治疗目的。如西医经皮血管腔内成形术联合腔内动脉支架，能够迅速畅通血管，改善血供，对保存肢体，较快缓解静息痛非常有利，但因为是局部治疗，既不能治疗动脉硬化，也不能避免再狭窄，是姑息疗法，可以用来为中医治疗争取时间和机会，是为用西扬中。中医治瘀通脉之法，在于消除致瘀之源，必须落实全程防治的思想，才能确保长治久安，绝不可心存侥幸。

3.必须注意顾脾胃，保津液

脾胃为后天之本、气血生化之源，血管疾病无不由后天脾胃失于调养，或不足或过剩或质劣，致使脉道不畅，气血紊乱，积久结聚而病始成，故治脾胃所以治本，与防与治均不可忽视；再者，脱疽病程长，治疗周期长，药物长期应用势必影响脾胃收纳、运化功能，如果脾胃受损，不能服药，势必影响进一步治疗，所谓"形羸不能服药"为"六不治"之一，应力免之。津液与血同为水谷精微所化生，"津血同源"，又有化生血液的作用，经孙络渗入血脉，既成为血液的基本成分，又起到濡养滑利血脉的作用，津液不足则血脉不利。温阳活血之品，多有温燥伤津之弊，所以临证必须时时注意顾脾胃、保津液，才是长治久安之道。

4.调脉、调血、调络的治疗总则

《素问·调经论》中说："五脏者，故得六腑与为表里，经络支节，各生虚实，其病所居，随而调之。病在脉，调之血；病在血，调之络。"经文讲的是刺络放血疗法治疗血瘀于脉络的病症。但这一外治疗法显然不适合肢体缺血性疾病，因为肢体动脉供血不足，即使是轻微的外伤也易招致邪毒感染，导致病情迅速恶化。崔公让教授借用"病在脉，调之血；病在血，调之络"作为血管病治疗的总则，是另有深意。

脉："夫脉者，血之府也。"(《素问·脉要精微论》)"手少阴气绝，则脉不通；少阴者心脉也，心者脉之合也，脉不通，则血不流。"(《灵枢·经脉》)"心之合脉也，其荣色也，其主肾也。"(《素问·五脏生成》)

血："中焦受气取汁，变化而赤，是谓血。"(《灵枢·决气》)

络："经脉为里，支而横者为络，络之别者为孙。"(《灵枢·脉度》)

复习经典文献，我们可以清晰看出脉、血、络所表达的不同层次。从纵横来看，纵的层面，脉、血、络与上焦心、中焦脾胃、下焦肾紧密相关；横的层面，络是脉的逐级分支，直至皮肉腠理，无处不到。从动静来看，脉络是组织架构，须具有相应的稳定性，而流行其内的血液，必须在脏腑动力功能的推动下，按照一定的规律周流不息。从多元化来看，脉、血、络功能系统正常的"行气血而营阴阳"作用维持需要多元条件的协调，而任何一元或多元条件丧失都可能导致疾病的发生，这样就给我们提出了一个对血管疾病的多元化认识。

调脉，重点调心、肾。心、肾阳虚寒凝是病本，附子、丹参、当归等温心肾之阳以通血脉，即是治本之法。

调血，必重脾胃，包括后天将养、饮食居处、治疗宜忌，处处注意保护脾胃，以资气血生化之源，崔公让教授方中多用白术、陈皮等即寓此意。

调络，即是要促使侧支循环建立，改善组织血液供应。络为脉的延续与分支，包括侧支循环和微循环。如大动脉硬化闭塞后，可通过开放的侧支动脉提供血供，可以无症状或症状轻微，如果病情继续演变，侧支循环阻塞，即"久病入络"，轻则间歇性跛行，重则静息痛，孙络受累，微循环滞涩，组织严重营养障碍，则出现肢体坏疽，继发感染，溃疡坏疽会迅速加剧甚至危及生命。调络之法，清代叶天士总结张仲景治疗经验时说："考仲景于劳伤血痹诸法，其通络方法，每取虫蚁迅速飞走诸灵，俾飞者升，走者降，血无凝著，气可宣通，与攻坚除积，徒入脏腑有间。"结合动脉硬化闭塞症多发于下肢的特点，应用水蛭、土鳖虫、地龙等虫蚁通络之品，配合麻黄、细辛辛温通络；正气虚配合党参、当归、黄芪、白术辛甘补虚通络；阴液伤加用麦冬、石斛、芍药、桃仁育阴补虚通络。另外，崔公让教授还常用藤药通络，如鸡血藤、忍冬藤、首乌藤、络石藤。

崔公让教授是在继承古人的基础上，创新了对血管病深层次的理解与认识，用其意而舍其法。脉、血、络的同治与分治，体现了崔公让教授辨证辨病施治的原则性与灵活性，个中意蕴非深刻体悟，密切临床不能体会。

（二）临床分型

1. 寒湿阻络

主症：此型因阳气先亏于里，寒湿之邪客袭血脉，致血涩而不流，呈现阴寒之候。轻则肢体畏寒怕冷，喜暖，皮温降低，跗阳脉弱，或肢端皮肤苍白或潮红，麻木疼痛，遇寒痛剧，得温痛减，步履不利或有间歇性跛行，舌质淡，舌苔薄白，脉沉细或迟缓；重则患肢瘦削，肌肤枯槁，肌肉萎缩，皮肤冰凉，肢体坏死，组织腐烂，脓水稀少，创面干枯，肉芽及上皮组织灰暗无生长，伴有全身畏寒喜暖，面色晦暗无华，精神萎靡，易疲劳，舌质淡或红或红绛，苔白或薄黄，燥黄或黄燥，脉沉弦或沉涩。

治法：此型治疗遵《素问·至真要大论》"血气者，喜温而恶寒，寒则泣而不流，温则消而去之"之旨，总宜温通。轻症：温经活血，散寒通络。重症：补血气，扶阳气，兼以温经散寒，活血通络。

方药：轻症采用通脉活血汤加制附片、麻黄、黄芪、苍术、党参、熟地黄等；重症用补阳还五汤加制附片、熟地黄、党参、桂枝、牛膝、穿山甲、乌蛇等。另外，此型治疗中常见温热久用，或病程既久，呈现舌红苔黄燥之象，是阴津耗伤所致，须及时酌用天冬、麦冬、石斛、玉竹等养阴药物，不可忽之。

此证早期，病之进退，关系甚重。崔公让教授常讲，治疗脱疽病是一个长期而又艰巨的工程，可以简单记为"3、6、

3"，即通过 3 个月的强化治疗使病情稳定，再经过 6 个月巩固性治疗，使病情有显著好转，最后经过 3 年的保护治疗，使患者基本痊愈。

注意：第一，勿忘全程防治思想，特别要强调生活的摄生与调护，远离有害环境，如吸烟环境等。第二，作为医者，要沉着冷静，切忌急功近利，坚守"执两用中"思想，不要彷徨不定。崔公让教授经常用"治大国者若同烹小鲜"的道理，告诫临床的年轻医生对患者、对疾病要有耐心和恒心，病情已经稳定，即应守方治疗，仔细观察，在主方不变的情况下，随症加减药物。第三，患者也要密切配合医生治疗，力免朝秦暮楚，浅尝辄止，才能达到最佳的治疗目的。第四，此证肢冷畏寒，患者多喜用热水汤液烫足，但局部加热并无助于狭窄闭塞动脉的通畅，反因局部血络扩张，组织耗氧、耗能增加，每每加速病情恶化，教训甚多，故应宜温水洗足，及时擦干，防滋邪毒。

2. 血脉瘀阻

主症：此型为病变动脉已不能保障肢体静息状态下的血液供应，表现出阳气虚弱，寒邪客脉，血脉瘀阻，"不通则痛"，疼痛固定于患肢足前掌、足趾端，夜间加重，患者常屈膝而坐，抱足而眠，患肢皮肤蜡白，指甲毛发生长迟缓，小腿肌痿瘦削，肢端紫红、暗红或青紫色，或有瘀点、瘀斑。舌质红或红绛有瘀点，苔薄白，脉沉数或沉细涩。

治法：活血，化瘀，通络。

方药：通脉活血汤加味。气不足加黄芪、党参、云苓益气通脉；气机郁滞加陈皮、乌药、木香、川楝子行气导滞；脾气虚加党参、云苓、白术、炒山药健脾益气；瘀血重症加三棱、水蛭、土鳖虫、桃仁、穿山甲、地龙破瘀通络；疼痛重者加乳香、没药、两头尖、血竭、三七化瘀止痛；瘀而化热者加金银花、玄参、石斛、生地黄、牡丹皮清化郁热；阴津不足加生地黄、知母、天冬、玉竹、天花粉育阴通络。

其中水蛭乃水生蠕动之物，属虫蚁通络之品；咸寒入阴走血，功能破血逐瘀、通经走络，《神农本草经》谓其"主逐恶血，瘀血，月闭，破血逐瘀，无子，利水道"。现代研究已证实其含水蛭素，具有显著的抗凝降纤作用。两头尖为毛茛科银莲花属多被银莲花的干燥根茎；味辛性热，有毒，归脾经，功能祛风湿、消痈肿。其多用于风寒湿痹，骨节疼痛，四肢拘挛，痈肿溃烂等，《本草原始》中说两头尖主"风湿邪气，痈肿金疮，四肢拘挛，骨节疼痛"。崔公让教授可谓善用两头尖者，每用12g，具有良好的散寒止痛之功。两药加入通脉活血汤，意在加强活血化瘀、通脉止痛的功效。

注意：肢体发生静息痛，多为区域坏死的前兆，故而此型此期尤应加强患肢保护，避免染毒。也可以适时以西医疗法切入，如在明确诊断、严格选择适应证的基础上，及时行经皮血管腔内成形联合腔内支架成形术，迅速改善血供，保存肢体，为中医进一步治疗提供机会。崔公让教授常谓此为姑息"用西扬中"之法，寄希望于中医不断有所发明，补充治疗手段和技能。崔公让教授发明针刺听宫穴留针止痛法，可以立即缓解剧烈疼痛，减轻患者痛苦，为继续治疗争取时机。

3. 热毒炽盛

主症：此型血脉瘀滞在先，或为患肢皮肤破损，毒邪客侵，经络阻隔，毒热成患；或为气血凝滞，久瘀化热，热盛则肉腐，肉腐成脓，或溃或烂，总呈一派热毒之象。轻症患肢皮肤紫红潮红，肿胀，发热，疼痛，肢端有小范围溃疡或坏疽，舌质红绛，苔黄燥或黄厚，脉洪数或数大；重症患肢肿胀严重，皮肤黑红发热，或者皮肤发黑发暗，局部红、肿、热、痛，脓多，气味腐臭，古人形容"疼如汤泼火燎，皮如煮熟红枣，其臭则异香难解"，甚是恰当，伴有全身症状，高热，神昏谵语，舌质红绛，苔黄腻或黄燥或黑燥，脉洪数或弦数。

此型多属Ⅳ期溃疡坏疽期，溃疡坏疽通常分三级：

坏疽Ⅰ级：溃疡只位于指、趾部。

坏疽Ⅱ级：溃疡延及跖趾掌指关节或跖掌部。

坏疽Ⅲ级：溃疡延及全足背、掌背或踝腕关节以上。

治法：清热凉血解毒或清热利湿解毒。

方药：四妙勇安汤加味。毒热盛，加生地黄、蒲公英、紫花地丁、连翘、黄连直折火毒；口干渴欲饮，加天花粉、生石膏、知母、粳米清热养阴；水肿严重，小便短赤，加土茯苓、猪苓、泽泻、赤小豆、白茅根清热利湿；大便秘结，加大黄、枳壳、芒硝泻热通便。临床也配合黄连解毒汤、牛黄清心丸、四妙活血汤方，也可配合脉络宁、清开灵等清热解毒中成药静脉点滴，法取速效。

注意：本型重症由于气血亏虚，腐不成脓，更无力祛邪外出，火毒之邪内陷于营血，形成火焰走黄之证，即西医学之脓毒血症。机体抵抗力低下，肢体循环障碍，感染扩散，大量坏死组织毒素吸收入血，导致急性全身性严重感染，甚至发生循环衰竭而休克。此时患者命在存亡之间，应当机而断，妥善清除感染灶，减少细菌及坏死毒素进入血液循环，保持水电解质平衡，保证营养支持，脏腑功能支持，合理采用抗生素，预防并发症，拯患者于危亡之际，甚至不惜截肢保命。

4.气血两虚

主症：此型系久病、重病后气血耗损，脏腑功能低下，生化乏源，消化吸收功能低下，出现严重营养不良，营卫不和等虚弱之象。精神疲惫，面容憔悴，形羸体弱，纳差食少，皮肤干燥，脱屑，爪甲无华，四肢浮肿，肌肉萎缩，创面新肉不生，肉芽灰暗或暗红，脓液稀薄，舌苔薄白，舌质淡，脉沉而无力。

此型多见于溃疡坏疽期后，正虚邪恋。

治法：养气血，和营卫，佐以活血化瘀。

方药：人参养荣汤或十全大补汤或八珍汤或顾步汤加减。

注意：此型患者正虚邪恋，机体脏腑功能低下，治疗既要时时注意顾护正气，又要注意祛邪；顾正气宜兴王道之法，却邪气要尽无损之能。又如合并糖尿病患者的恢复期，气血双虚，崔公让教授主张多于辨证用药方中加黄精、玉竹填精补血，考两药有显著降糖、改善心肌缺血作用，并有减缓和消退动脉内膜脂质斑块生长作用，可谓匠心独运。

70

总之，崔公让教授认为临床分型研究，可以达到对疾病认识执简驭繁，对规范治疗行为也确有作用，还能启发临床思路。但临床分型也有缺点：一是比较成型固定，变通不足；二是临证有千差万别，以不变之型，对多变之疾，难免有以偏概全之嫌。崔公让教授反复指出，医生对此要有清醒的认识，有所凭而不唯所凭，既要掌握好基本的临床分型，包括分期、分级，把握疾病的整体规律，临证又要仔细揣摩、认真体悟、具体分析病情，由一般推演特殊，由特殊提取一般规律。这样才能既做出符合具体患者临床实际的判断，从而给出正确的治疗，又能不断提高认识水平。这大概就是中医辨证施治，个体化治疗的精神实质。师之苦心育人，于此又可见一斑。

（三）外治经验

外治原则："控制感染，促湿转干，分离坏死，促进愈合。"

1. 控制感染

控制感染重点针对湿性坏疽，即坏疽合并感染有脓性分泌物。感染情况严重者可采用抗生素协同中医全身抗感染治疗。局部坏死组织应用 1/3000 高锰酸钾或细菌敏感的抗生素溶液湿敷。抗生素外用极易产生耐药，为防止产生细菌耐药，可采用几种抗生素交替使用。临床也可采用 1% 的明矾溶液浸泡、食醋涂抹等方法。

2. 促湿转干

促湿转干即促进湿性坏疽转成干性坏疽法。湿性坏疽是创面感染邪毒所致，如不及时处理，发展很快，迅速造成疮毒内陷，即脓毒血症，威胁肢体，危及生命，甚至被迫截肢。坏死组织完全变干，且与健康组织分界清楚，称为干性坏疽。创面局部可用 75% 的乙醇消毒，然后用浸乙醇纱布或无菌纱布包扎，保持创面干燥；也可用黄马合剂，马钱子（打碎）、黄连各 30g 浸泡于 75% 乙醇内，1 周后备用，涂擦患处，一天数次，具有消炎止痛、通经活络的作用。

3. 分离坏死

（1）无创脱痂法　崔公让教授吸取西方科学经验，独创无创脱痂法。当坏死组织与健康组织分界清楚时，用硝酸银溶液进行溶脱。配制 0.5% 的硝酸银溶液，创面局部清洁消毒后，用硝酸银溶液纱布包裹在患指（趾）部，外用塑料套将硝酸银纱布封裹，再用无菌纱布包严避光。48 小时后患处坏死组织变软，与健康组织自行解脱，将坏死组织清除，裸露的残骨咬短，创面将自行愈合。应用 0.5% 的硝酸银密封避光溶脱，方法简单、可靠、无痛苦，无须麻醉。

（2）自然脱痂法　由于机体有自行修补的能力，干性坏死组织也可顺其自然，自行解脱。这种任其自行解脱的方法适用于坏死仅局限于指（趾）部，又无手术清创条件的患者，或者全身条件较差的老年体弱患者。为促其坏死组织尽快干瘪、解脱，可采用 75% 的乙醇对坏死指（趾）每日浸泡 10

分钟。这种办法是不得已而为之，所以要严格掌握适应证，做到勤观察、早处理、防传变，未雨绸缪。

（3）干性坏疽手术清创时机的选择　坏死组织局限干燥，侧支循环已经建立，局部炎症已控制，坏死组织与健康组织分界已清楚，可行指（趾）端切除一期缝合术。手术时切口应位于坏死组织与健康组织分界上沿 1～2cm 处健康部位上，设计左右或前后皮瓣，切开皮肤、皮下组织、骨骼。缝合时行减张缝合术。其优点是能促进是伤口愈合，缩短疗程，减轻疼痛。缺点是牺牲了一段健康的指（趾），肢体缺血，伤口易裂开，反而延长伤口的愈合时间，应予注意。

（4）湿性坏疽创面局部清创原则　炎症急性期不清除或少清除，慢性炎变期适当清除，在肉芽组织出现后可大量清除，在好坏界限分清后彻底清除。清除时要依下列顺序进行处理：肢体远端的坏死组织先清除，近端的坏死组织后清除；疏松的坏死组织先清除，黏着牢固的坏死组织后清除；无血无痛的坏死组织先清除，有血有痛的坏死组织后清除；露出的骨残端先清除，埋藏在肉芽下的骨残端后清除。

崔公让教授在 20 世纪 80 年代首先提出"蚕食""鲸吞"清创法，是适合于周围血管疾病出现肢体坏疽的特殊手术清创方法，已被学界广泛公认和采纳，成为该类疾病清创的基本手术模式。当创面感染控制后，对已形成的坏死组织可采用"鲸吞"与"蚕食"的方法将其清除。

"鲸吞"手术清创方法：在腰麻或硬外麻下将坏死组织由健康组织分界外进行清创。

"蚕食"手术清创方法：对手术后尚未完全清除的坏死组

织，在每次换药时视其具体情况逐次地将能清除的尽量清除。"蚕食"坏死组织时也可应用中药红升丹或一定比例的白降丹，祛腐生新。

清创注意事项：不论是"鲸吞"还是"蚕食"，在操作时对于裸露的肌腱不可拉至伤口外切断以免肌腱回缩引起深层感染，对裸露在外的神经应及时在浸润麻醉下用利刀切断，令其自由回缩，这样可以减轻患者痛苦。清换敷料时应将伤口外的脓血痂、脱落的皮肤以及创面内的脓液清洗干净。若有脓腔，应放置引流条，由于放置引流条时会刺激伤口引起疼痛，对此切不可姑息迁就，应耐心说服患者，争取配合，术者应细心轻柔，减轻患者痛苦。

（5）腐骨清除法　在清除腐骨前，要摄X线片，根据X线底片骨残端的情况，确定清除腐骨范围。死骨部分如果距离近端关节很远，可将死骨部分咬去，直到见到血液流出为止；如果死骨部分距离近端关节很近，可将死骨与近端关节一同清除；当关节断离时，必须将近端关节的关节面软骨咬去，以便新鲜的肉芽覆盖。在骨残端的外围与近端的软组织分离的情况下，可将骨残端的骨缘一点点咬去，直至骨断端平滑为止，这样可避免骨块遗留，形成异物，影响创面愈合。咬骨的多少要视创面具体情况而定，一般以骨残端有血液流出为准，但也要根据创口附近的组织而定。如果残端附近是健康组织，咬骨则以皮肤能缝合为准；如果残骨附近是瘢痕组织，咬骨则不可过少，否则创面难以愈合。

4. 促进愈合

坏疽形成的溃疡面难以愈合的原因：肢体缺血，长时间创面易染邪毒，创面换药不当，创面内遗留有坏死组织、死骨或异物；肉芽组织过度增生、水肿，影响上皮爬行；残骨性骨髓炎等，伤口不易愈合，或者形成假愈合，反复溃破。

难愈合创面的处理原则：注意观察创面，发现问题及时处理；配合应用活血化瘀改善循环的药物进行治疗；清除异物，清洁创面，控制感染。创面内分泌物较多时可每日换药1～2次，分泌物少时可视其情况间日或数日换药1次，减少换药刺激，以利伤口愈合；视创面不同情况选择外用药物，若创面周围红肿、渗液、糜烂及有急性湿疹或皮炎存在时，以6～8层脱脂纱布浸湿药液，药液不可过热，纱布以不滴水为度，贴敷患部。每隔数分钟取下，重复浸湿药液，继续敷贴；也可将药液频频滴于纱布上，使创面保持一定湿度。如急性炎症消退、渗液减少，可改为间歇湿敷，即应用3～4次/日，每次1～2小时。药物可选用2%～3%的硼酸水、2%～3%的醋酸铅溶液、复方硫酸铜溶液、雷锁锌溶液，以及金银花60g，五倍子15g，诃子15g，加水2000mL，煮沸后湿敷患处。为减少创面刺激，创面上覆盖软膏。所谓软膏即适当的治疗药物与油脂类基质混合的膏体，这种膏体有较强的持续性渗入作用，适用于有炎变的伤口，同时还可以保护肉芽组织，促使肉芽组织生长，上皮修复，防止皮肤干燥、皲裂，同时使鳞屑、痂皮易于除去。如大黄油纱条、全蝎膏、生肌玉红膏等。

二、臁疮

臁疮是发生于下肢经久不愈的溃疡，常继发于下肢静脉功能障碍性疾病。关于臁疮，历代医家均有较详尽的论述。《疡科心得集》载："臁疮者，生于两臁，初起发肿，久而腐烂或津淫搔痒，破而脓水淋漓……"本病以小腿下部内外侧溃疡，经久难愈，愈后不久又溃为特征，故又称为老烂腿、裙边疮、裤口毒等。其多由久立或负重，日久耗伤气血，致小腿筋脉横解，青筋显露，瘀停脉络，影响气血运行，复因湿热下注，气血凝滞而成；或因小腿皮肤破损染毒，虫咬湿疹而诱发。病变部位大多在内踝上 3 寸处（内臁），内侧多于外侧，以痒痛、红肿、糜烂、溃烂、疮口下陷，边缘形如缸口为特征。

崔公让教授在臁疮的治疗中注重辨证审因，分期论治。他认为该病病因病机以虚为本，关键在于"湿"和"瘀"，臁疮（下肢静脉性溃疡）多因虚生湿，因虚致瘀；湿瘀交阻，气虚难复而成顽疾。正如《仙传外科秘方》载："外臁疮，此症久年不愈者，多是肾水虚败下流……"宋代《外科宝鉴》中有"治疡久不合，其肉白而脓少者，此气血俱虚，不能潮运"的描述。陈实功的《外科正宗》中载有"腐肉虽脱，新肉生迟，如冻色者，肉冷肌寒，大温气血"。《血证论》则言："瘀血化水，亦发水肿。"王维德《外科证治全生集》云："生于小腿……因气滞血瘀，经年累月，臭烂憎人。"正气虚损，瘀可致湿，同样，湿亦可致瘀，湿瘀交阻，痰热内生，则正气难复，溃疡难愈。同时，崔公让教授指出，西医学认为下肢静脉性溃疡常继发于下肢静脉瓣膜功能不全、下肢静脉曲张、下肢深静脉血栓形成后，以及下肢外伤、手术后，因静脉回流不畅或阻塞产生持续的静脉高压，导致微循环的渗出性改变，引起微血管内皮间的红细胞和大分子增加，白细胞趋化以及炎症反应介导的损伤，由于局部的损伤和抗感染能力下降而造成溃疡。此病因病理与气虚络阻、湿瘀交结的病机亦有相通之处。本病辨证多属于湿瘀证，基本病机为湿和瘀，但其本为虚，应分期辨证施治。

（一）辨治原则

急性期红肿疼痛糜烂，渗出明显者，多因湿热毒盛，为阳证；慢性期皮色发暗，渗出不多，创面板滞，硬结明显者，为阴中之阳证；慢性期创面苍白色淡，渗出稀薄，硬结不甚明显者，为阴中之阴证。这充分体现了辨证审因，分期论治的理念。治疗上初期多因湿热邪毒为患，应以"清利"为主；慢性迁延期多因"瘀""虚"交结，治疗宜补虚化瘀，临床实践中多采用赤芍甘草汤随证灵活加减。由于本病病位表浅，局部用药可直达病所，因此，崔公让教授重视在中药内服的同时积极发挥外治疗法的优势，立足于外治之理即内治之理、外治之法即内治之法，自拟疮疡外洗方用于此病的治疗。此外，崔公让教授强调在局部辨证中要注重疮周辨证，疮周这一病变区域是脓腐与正常组织之间的区域，疮周证候表现既会因不同疾病、不同患者的邪正盛衰而不同，又可随邪正交争的发展而发生变化，可预示着疮疡的发展方向——向愈、恶化、慢性迁延。《证治准绳·疡医·卷之二·疗疮》记载："疗之四围赤肿，名曰护场，可治……疗之四围无赤肿，名曰不护场，不可治。"若毒邪炽盛、失治、误治，则疮周腐败并向里发展，表现为溃疡加深或内陷走黄；正盛邪衰，治疗得当，则疮周气血流通，脉络通畅，托毒外出，病变组织转化为正常组织，脓腐自脱，新肉渐长，创面修复。通过对疮周证候的辨识，可抓住病机的枢纽，为临床辨证提供有力而可靠的依据，指导临床选方用药。

临证时要详细询问病因、病程，如有无患肢深静脉血栓形成、慢性静脉瓣膜功能不全等相关病史，是否有反复发作，有无皮肤破损、虫咬湿疹、下肢外伤等发病诱因，同时要认真观察创面及周围组织的形态和变化。在病变的感染急性期，临证可见肢体肿胀，创面上覆秽腐，脓水淋漓，恶臭不堪，疮周皮肤灼热，触之疼痛，全身不适；而在慢性迁延期则创面肉色灰白或暗红，脓水稀薄，疮周皮肤紫暗或乌黑，僵硬不和，可伴见神疲乏力、少气懒言等全身症状。

（二）临床分型

1.脾虚血瘀

主症：患者肿胀，久不消退，按之不硬而无明显凹陷，沉重胀痛，步履酸困，皮肤发紫，皮色苍白，青筋显露，怠倦乏力，不欲饮食。舌质淡而有齿痕，或有瘀点、瘀斑，苔薄白，脉沉而涩或脉沉缓。

治法：益气健脾，活血化瘀。

处方：参苓白术散合赤芍甘草汤加减。

药物组成：人参 15g，茯苓 30g，白扁豆 12g，升麻 12g，柴胡 6g，赤芍 60g，陈皮 30g，当归 20g，两头尖 12g，薏苡仁 30g，甘草 30g。

加减：气虚甚者加四君子汤；湿盛者加萆薢、土茯苓；寒湿重者加防己。

2. 湿热下注

主症：患肢肿胀、疼痛较重，按之疼痛明显无凹陷，活动受限，皮色略红，皮温高，小便短赤。舌质暗红，苔白腻，脉滑数。

治法：清热利湿，活血通络。

处方：萆薢渗湿汤加减。

药物组成：赤芍 60g，茜草 20g，泽兰 20g，陈皮 20g，萆薢 20g，防己 15g，水蛭 20g，土茯苓 30g，甘草 10g。

加减：血瘀重者加桃仁、红花、水蛭、炮山甲、泽兰、茜草；有热者加金银花、玄参、大黄。湿盛者加茯苓、白术、苍术。以"湿、热、瘀"为主者，加用牡丹皮、黄柏。

（三）外治经验

崔公让教授在本病的治疗中，尤重外治，深谙"外治之理，即内治之理，外治之药，即内治之药，所异者法耳"。由于外治作用更直接，用之得当，往往事半而功倍。在临床实践中，外治法的运用同内治发一样，需要进行分期辨证施治，根据疾病的不同发展阶段，合理选择应用干燥、祛腐、生肌、促愈等药物和方法。治疗下肢静脉性溃疡的中医外治方法和药物很多：在溃疡早期（急性炎症期），疮周漫肿灼热，脓水浸淫，秽臭难闻，应以解毒消肿止痛为主，渗出多时外用清热利湿解毒中药煎剂湿敷，渗出少时可以使用水剂或粉剂外敷，若创面脓腐较多则以提脓祛腐治疗，根据创面脓腐之多少、腐脱之难易，予提脓祛腐、拔毒蚀管之升丹制剂，疮周外敷清热解毒消肿的膏药（箍围药或软膏）为主；在创面愈合后期祛瘀生肌阶段（肉芽组织增生期及组织重建阶段），根据创面肉芽生长及创周上皮爬生的情况，予生肌长皮的生肌散等外用，以及益气养荣、祛瘀生肌法中药煎剂外敷，配合热烘疗法、垫棉、缠缚疗法等。如此整体与局部兼顾，内治与外治结合，通过多种途径创造了一个不利于细菌菌群失调而过度繁殖导致疾病发生的环境，从而提高了创面抗感染能力，在控制和消除创面感染的同时，明显加速慢性皮肤溃疡的生长愈合。临床常用的方法有以下几种：

1. 敷药法

敷药法就是将药物外敷于病灶及四周的治疗方法，临床经常使用的有箍围（围敷）法、油膏或膏药等。崔公让教授经验，在疮溃早期脓腐多而难去之际，多以"拔毒祛腐"为主，使用"九一丹""八二丹"以提脓祛腐，使用时注意观察创面变化，视腐肉之多少、脱之难易，适度掌握丹药的使用剂量，不宜过量长期使用，以免中毒。创面脓腐脱尽后，可外用"仲景药霜"或"橡皮生肌膏"，西医学研究也证明，油膏类制剂能够使溃疡面与空气隔离，提供一个密闭而湿润的环境，有利于创面毛细血管的增生，加快表皮细胞移动，促进创面迅速愈合。但应注意，膏剂宜薄贴，不可摊之过厚，一可防脓水浸淫，湿疮泛发，二可防肉芽生长过快，浮而不实，或胬肉外翻疮外，上皮不能覆盖，否则反致迁延难愈。创面脓腐脱清，转为祛瘀与生肌并重，可外用"抗绿生肌散""生肌白玉膏"以煨脓长肉，生肌敛疮。

2. 湿敷疗法

本法适用于脓水多而臭秽重、引流通畅，或创面腐肉已尽，新肌难生者。用 6 ～ 8 层纱布浸湿中药药液，以不滴水为度，贴敷患处，每隔数分钟取下，重复浸湿药液，继续敷贴，或将药液频频滴于纱布上，使创面保持一定的湿度。根据创面的具体情况，可分别采用清热解毒、收湿敛疮的药物如黄连、黄柏、马齿苋、石榴皮、明矾、苦参、地肤子等，或活血止痛、散结消肿、助养新生的中药如丹参、红花、黄芪、鸡血藤、苏木等组方煎汤湿敷。对皮肤感染有脓性分泌物渗出者，也可以采用浓度较低的弱酸性或有收敛作用的药液湿敷治疗，如2%～3%的硼酸水、2%～3%的醋酸铝溶液、复方硫酸铜溶液（含硫酸铜0.25%、硫酸锌1%）、1%～2%雷锁辛溶液、复方间苯二酚（间苯二酚0.25%、硼酸0.75%）。有严重感染时，可采用1%的呋喃西林溶液、0.1%～0.05%的力凡诺溶液等。上述中西药物和方法可据患者病情选择交替使用。

3. 熏洗疗法

熏洗疗法是利用药物煎汤，趁热在患部进行熏洗、淋洗和浸浴，借助药力和热力，通过皮肤、黏膜作用于机体，促使腠理疏通、脉络调和、气血流畅的一种治疗方法。该法适用于脓水多而臭秽重、引流通畅，或创面腐肉已尽，新肌难生者，可使肢体发热、疼痛减轻，肿胀消退，皮肤色泽改善或恢复，并有清洁创面、局部消炎收敛、促进伤口愈合的功能。根据病情不同的阶段，崔公让教授自拟疮疡外洗方加减熏洗湿敷，取得了良好的临床疗效。在后面的专方应用研究中会有更加详细的介绍。

4. 缝扎疗法

创面周围局部麻醉后，在创面边缘 1cm 处采用长 1cm 胶皮管和 7 号丝线直接经皮间断环周加垫缝扎，可以减轻溃疡周围静脉瘀血，促进创面愈合。

5. 蚕食疗法

本法适用于创面大而深，腐肉组织多且难以脱落者。在感染控制，坏死组织与健康组织分界线清楚的基础上，应分期分批逐步修剪清除腐肉，以不出血或稍有出血、无明显疼痛为度，并尽量保护筋膜及肌腱组织。

6. 缠缚疗法

本法适用于下肢青筋显露者。溃疡创面用药外敷后，再用阔绷带缠缚患处和整个小腿，以促进下肢血液回流，缓解静脉高压状态，从而加速溃疡愈合。西医学认为，下肢静脉性溃疡的发生是由于下肢静脉瓣膜损害后出现静脉高压，继而使皮下毛细血管周围的纤维蛋白沉积，形成氧和其他营养物质的弥散屏障；同时血液纤溶活性降低，使得清除纤维蛋白的能力减退。在两者共同作用下，皮肤营养状况不断恶化，最终形成溃疡。故消除或控制下肢静脉高压在治疗上非常重要。注意换药前先用微温的双氧水或淡盐水清洗患部，然后根据病情的不同阶段选用药物，再用阔绷带缠缚患处和整个小腿，缠缚时必须从疮口下端绷至小腿近膝部，最后用弹力绷带缠缚固定，夜间睡眠时也不要拆除。创面有腐肉且渗液多者每天换药 1 ～ 2 次，当新肌生长时可每隔 3 换药 1 次。崔公让教授常嘱患者除急性发作期外，换药后皆须配合缠缚法，即使创面愈合后也应坚持使用或改穿弹力袜，既可促进下肢血液回流，减轻瘀滞，又可避免外来损伤，减少复发。

7. 植皮疗法

对于创面面积较大、肉芽组织鲜活，条件成熟时可行点式植皮术以尽快扑灭创面，缩短病程。

三、股肿

股肿是指血液在深静脉血管内发生异常凝固，从而引起静脉阻塞、血液回流障碍的疾病，主要表现为肢体肿胀、疼痛、局部皮温升高和浅静脉怒张四大症状。本病好发于下肢髂股静脉和股腘静脉，可并发肺栓塞和肺梗死而危及生命。

（一）辨治原则

崔公让教授总结数十年来此病临床发病规律时指出，该病的主要病机为"湿、热、瘀、虚"，可将其分为三个阶段，但在不同的发病阶段，其主要矛盾也不同。初期，以"湿、热、瘀、虚"为主，主要表现为肿胀、疼痛，此阶段中医给予清热利湿、活血化瘀之品，西医多给予尿激酶插管溶栓与抗凝联合治疗，经及时治疗后，1～2周多可恢复正常，肿胀疼痛明显缓解；中期以"瘀、湿、虚"为主，中医给予活血破瘀、祛湿通络，此时中药不宜过于偏寒，西医给予降纤抗凝，经治疗在运动后肢体稍有肿胀；最后阶段则以"虚、瘀"为主，而"湿"则渐退，中医给予益气健脾、活血通脉，此期若出现静脉栓后综合征，如足靴区皮肤发硬、发黑等症状时，可佐以化痰软坚之品，西医则以降纤为主。崔公让教授自拟赤芍甘草汤用于此病的治疗，临床应用多年，疗效肯定。

（二）临床分型

1. 脾虚血瘀

主症：患者肿胀，久不消退，按之不硬而无明显凹陷，沉重胀痛，步履酸困，皮肤发紫，皮色苍白，青筋显露，怠倦乏力，不欲饮食；舌质淡而有齿痕或有瘀点、瘀斑，苔薄白，脉沉而涩或脉沉缓。

治法：益气健脾，活血化瘀。

处方：参苓白术散合赤芍甘草汤加减。

药物组成：人参 15g，茯苓 30g，白扁豆 12g，升麻 12g，柴胡 6g，赤芍 60g，陈皮 30g，当归 20g，两头尖 12g，薏苡仁 30g，甘草 30g。

加减：气虚甚者加四君子汤；湿盛者加草薢、土茯苓；寒湿重者加防己。

2. 湿瘀脉络

主症：患肢肿胀、疼痛明显，按之疼痛无明显凹陷，皮色暗红，行走时加剧，可伴有发热。舌质紫暗或有瘀斑，苔白或腻，脉沉涩。

治法：活血化瘀，祛湿通络。

处方：赤芍甘草汤加减。

药物组成：赤芍 60g，陈皮 30g，当归 20g，两头尖 12g，薏苡仁 30g，甘草 30g。

加减：血瘀重者加桃仁、红花、水蛭、泽兰、茜草；有热者加金银花、玄参、大黄；湿盛者加茯苓、白术；气虚甚者加黄芪、党参、白术。

3. 湿热瘀阻

主症：患肢肿胀、疼痛较重，按之疼痛明显无凹陷，活动受限，皮色略红，皮温高，小便短赤。舌质暗红，苔白腻，脉滑数。

治法：清热利湿，活血通络。

处方：四妙勇安汤合赤芍甘草汤加减。

药物组成：赤芍 60g，陈皮 30g，当归 20g，两头尖 12g，薏苡仁 30g，甘草 30g。

加减：血瘀重者加桃仁、红花、水蛭、炮山甲、泽兰、茜草；有热者加金银花、玄参、大黄；湿盛者加茯苓、白术、萆薢；以"湿、热、瘀"为主者，加用茜草、泽兰。

四、象皮肿

淋巴水肿是由多种原因引起的淋巴管阻塞，皮下纤维结缔组织增生，脂肪硬化，长期反复不愈则导致皮肤增厚、粗糙、坚韧如象皮的疾病。因其后期皮肤粗糙如象皮，故中医学将其称为"象皮肿""大脚风"等。西医学研究根据病因及发病特点将其分为原发性淋巴水肿、继发性淋巴水肿。前者与淋巴管发育异常有关；后者多与寄生虫、细菌、真菌等感染，或手术、放疗、灼伤等损伤淋巴管，或恶性肿瘤、全身性疾病等侵犯淋巴系统等有关。淋巴水肿根据病程早晚，治疗原则有所不同。早期以改善淋巴回流，防止淋巴积液再生为主，晚期则以手术切除或分流术治疗局限性淋巴管阻塞为目的，但疗效较差。

（一）辨治原则

崔公让教授数十年的临床诊治中，根据临床症状、体征、舌质、脉象，将本病分为湿热蕴结型、湿瘀阻络型、脾虚湿盛型，分别以清热解毒、祛瘀通络、益气健脾配合利湿为其治疗原则。在借鉴前人经验的同时，崔公让教授创新性应用中药内服配合烘烤绑扎疗法治疗本病，有效延缓了淋巴水肿对患者的损害，取得了较为满意的疗效。

（二）临床分型

1. 湿热蕴结

主症：肢体困重，非凹陷性肿胀，肿胀皮肤表面粗糙、增厚，皮温稍高，皮色发红发暗，伴或不伴浅静脉充盈，多有皮肤溃烂、瘙痒。舌质红，苔黄腻，脉滑数。

治法：清热解毒，凉血祛湿化瘀。

处方：利湿通络汤加减。

药物组成：当归 20g，牡丹皮 20g，生地黄 20g，金银花 30g，玄参 30g，蒲公英 30g，连翘 20g，蜀羊泉 30g，紫花地丁 20g，土茯苓 30g，甘草 10g。

加减：阴虚重者加用石斛、麦冬等；瘀滞较为明显可加用三棱、莪术、水蛭等；湿热瘙痒明显，可加地肤子、白鲜皮、丝瓜络、薏苡仁等。

2. 血瘀阻络

主症：下肢非凹陷性肿胀，皮肤粗糙、脱屑，皮色暗，可有褐色或黑褐色色素沉着，朝轻暮重。舌质紫暗，苔白腻，脉沉涩。

治法：祛瘀利湿通络。

处方：利湿通络汤加减。

药物组成：羌活 20g，独活 20g，防己 10g，防风 20g，穿山龙 30g，透骨草 20g，虎杖 20g，薏苡仁 30g，甘草 10g。

加减：瘀阻较为明显者可加用水蛭、三棱、莪术等以达破血逐瘀之效；湿邪阻滞明显者加茯苓、薏苡仁、车前草等；热象明显者加用牡丹皮、生地黄、金银花、玄参、蒲公英、地丁等。

3. 脾虚湿盛

主症：肢体呈非凹陷性，皮肤增厚、粗糙、纹理增宽，呈皮革样改变，伴面色萎黄，倦怠乏力，纳差，大便溏泄，脉细数。舌质红，苔薄白。

治法：益气健脾，祛湿通络。

处方：四君子汤合利湿通络汤加减。

药物组成：党参20g，茯苓20g，白术15g，当归20g，赤芍60g，陈皮20g，大贝母20g，车前草20g，薏苡仁30g，槟榔15g，穿山龙20g，虎杖20g，甘草10g。

加减：湿重者加藿香、佩兰、茵陈、草果、吴茱萸等芳香化湿；瘀滞明显者可加三棱、莪术、水蛭、全蝎等；气郁可加木香、香附等。

五、瓜藤缠

该病多较急，常有不同形态的皮肤损害。临床多见于青壮年，不易治愈，常反复发作，可迁延数月至数年。皮损一般呈对称性分布，多见于下肢，其他部位亦可见到。皮疹呈红斑、丘疹、小水疱、结节、风团、溃疡等多形损害。初起为豆大红色斑丘疹或瘀斑，后逐渐形成血疱，溃烂后形成血痂，血痂脱落后留有色素沉着及瘢痕。皮损红热、疼痛，可伴有轻微肿胀。有些患者可有发热、头痛、关节痛和疲乏等症状，偶见鼻衄、咳血、便血等症状。

中医学根据本病特点将其称为"瓜藤缠""梅核丹"，又称"梅核火丹""湿热流注"等。《外科证治全书》描述为"生两腿胫，流行不定，或发一二处，色赤肿痛溃脓，乃湿热下注"，认为本病多因情致不畅，气滞血瘀，复感风湿热毒，相互搏结，蕴而化热，下注于血脉，迫血妄行，或平素肥甘厚味，嗜好饮酒，日久损伤脾胃，脾虚失运，水湿内生，湿郁化热，阻塞脉络，形成血瘀，或肝肾阴虚，虚火内生，脾虚湿盛，湿热搏结，流注下肢而成。《外科大成》说："湿邪疮疡。经曰：太阴司天，湿气变物，甚则身后痈。又云：太阴之胜，火气内郁，疮疡于中，流散于外是也。"

（一）辨治原则

崔公让教授认为本病病机关键为湿热内蕴，脉络瘀阻，其本为肺、脾、肾亏虚，湿、热、瘀为标。治疗时要注意分期论治，根据致病因素及临床表现，崔公让教授将本病分为湿热瘀滞、血热瘀滞、湿热下注三型，分别以解表清热、凉血通络、祛湿泻热为主，自拟血管炎经验方加减；若长期反复不愈损伤脏腑，出现虚、瘀夹杂之证，则以养血化瘀、培补已伤之正气为要，祛除已成之血瘀。

（二）临床分型

1. 湿热瘀滞

主症：皮肤上出现豆皮及蚕豆大小的溃疡面，边缘皮色发红，境界较清，少数伴有稀薄渗出。或散在皮下硬结疼痛，消退后留有褐色色素沉着斑，舌质红，苔薄黄，脉滑数。

治法：疏肌解表，清热燥湿，祛风凉血。

处方：凉血消斑汤加减。

药物组成：柴胡 9g，黄芩 12g，葛根 30g，浮萍 20g，蝉蜕 20g，茅根 30g，水牛角 20g，薏苡仁 30g，香附 15g，甘草 10g。

加减：若血热较重伤阴时，则加牡丹皮、生地黄之品滋阴凉血；血脉瘀阻明显疼痛较重者，加当归、赤芍等养血化瘀通络；伴见无力、纳差等脾虚湿盛明显时，应酌加藿香、佩兰、茵陈醒脾祛湿之品。

2. 血热瘀滞

主症：皮肤呈花斑样改变，或散在黄豆及蚕豆大小的红斑，色鲜红或色黑，灼热疼痛，或伴有浅表溃疡，愈合后有瘢痕，可伴见口渴，烦躁，大便干，小便黄，脉滑细数。舌尖红，微薄黄。

治法：凉血消斑，疏肝通络。

处方：凉血消斑汤加减。

药物组成：柴胡 9g，黄芩 12g，葛根 30g，浮萍 20g，蝉蜕 20g，茅根 30g，水牛角 20g，薏苡仁 30g，香附 15g，甘草 10g。

加减：热象严重时加金银花清热解毒，既能清气分之热，又能解血分之毒；血热伤阴时以防清泻太过，加麦冬滋阴，石斛滋阴清热。

3. 湿热下注

主症：多见于下肢，双小腿处散在褐色斑点，皮损疼痛明显，周围有轻微肿胀，伴有下肢沉重酸楚。舌质红，苔黄腻，脉滑数。

治法：祛湿泻热，凉血消斑。

处方：凉血消斑汤加减。

药物组成：柴胡 9g，黄芩 12g，葛根 30g，浮萍 20g，蝉蜕 20g，茅根 30g，水牛角 20g，薏苡仁 30g，香附 15g，甘草 10g。

加减：血易温，温则通，寒则凝，缓解期为助阳通络，可加用制附子、水蛭。

第二节 验方选粹

一、通脉活血汤

药物组成：当归 20g，丹参 30g，鸡血藤 30g，甘草 10g。

功效：活血化瘀，养血通脉。

适应证：动脉缺血性疾病。

制方心悟：瘀血是多种病因导致的病理产物，反过来又是导致多种疾病的直接病因。就血管病而言，崔公让教授认为"血瘀"是血管病的病机关键。瘀血主要造成两种临床结局，即不通和不荣。不通则痛，不荣则痿废。通与荣的关系：通则能荣，不通则难荣。总由不通，血脉不及，肢体肌肤失于荣养，正常生存难以为继。所以说瘀滞不通是周围血管疾病最根本的病理基础。动脉疾病疼痛、肢体发凉怕冷、无脉、肢体坏死等临床症状表现都是血脉瘀阻的结果。所以崔公让教授提出"治瘀贯穿血管病的始终"的学术理念，以"病在脉，调之血；病在血，调之络"为指导原则，创制了活血通脉通用方。方中当归苦甘辛温，入肝、心、脾经，补血、活血、调经止痛、润燥滑肠；丹参味苦，微寒，入心、心包、肝经，功能活血消肿、祛瘀止痛。当归配合丹参重在调血。鸡血藤苦甘温，入肝、肾经，活血补血、调经止痛、舒筋活络，重在调络。甘草调和诸药。诸药合用，共奏活血化瘀、养血通脉之效。

崔公让教授强调，通脉活血汤为周围动脉血管病通用方，针对瘀血病机，但临床辨证是活法。导致周围血管瘀滞不通的原因可以是多方面的，寒、郁、痰、湿、烟草刺激等因素均可致病。在疾病发展的不同阶段，临床表现也千差万别，要根据辨病与辨证相结合、全身辨证和局部辨证相结合的原则，依据寒、热、虚、实证候特点，分清轻、重、缓、急灵活化裁，譬如可以合用阳和汤、四君子汤、四妙勇安汤等。

二、通脉丸

药物组成：当归，赤芍，黄芪，丹参，陈皮，两头尖，制马钱子，琥珀，洋金花，甘草。炼蜜为丸。

功效：温阳通络，活血化瘀。

适应证：动脉硬化闭塞症的早期和恢复期。

制方心悟：《内经》中对血瘀记载的病名有"恶血""留血""衃血"。至汉代张仲景《伤寒论》和《金匮要略》，始见"瘀血"病名，并为之创立了辨证论治体系和10余首活血化瘀方剂。

崔公让教授认为周围血管疾病当以"瘀"论治。对"瘀"的概念，当代学者结合医学古籍概括为痛为血瘀、久病入络之血为之血瘀、污秽之血为之血瘀、离经之血为之血瘀。这些"血瘀"的概念在周围血管疾病中，无论是动脉还是静脉疾病，都能充分体现出来。

外周动脉血管疾病发病之初，肢体瘀血缺血较轻，尚未坏疽者，属于中医"脉痹"的范畴，其症状是肢体不温、皮肤干燥、爪甲枯槁，属"不荣"。《素问·五脏生成》谓："血凝于肤者谓之痹，凝于脉者为泣，凝于足者为厥。"这是气血瘀滞，脉络凝泣，营卫失调，出现肢体血液循环和微循环障碍的结果。《素问·生气通天论》云："营气不从，逆于肉理，乃生痈肿。"《灵枢·痈疽》亦云："寒气客于经络之中则血泣，血泣则不通，故痈肿，寒气化为热，热盛则肉腐，肉腐则为脓，脓不泻则烂筋，筋烂则伤骨。"《灵枢·痈疽》谓："发于足指，名脱痈，其状赤黑，死不治，不赤黑不死，不衰，急斩之，不则死矣。"总之，肢体动脉血管疾病发病之本为寒气客侵，阳气不足，发病之标为肉腐骨脱；治疗之法宜温阳散寒，兼以清热解毒。具体到肢体动脉血管缺血性疾病中，问题的关键是"瘀"：久病入络之血所致之血瘀、长期污秽之血所致之血瘀、离经之血导致的血瘀，因不通而痛。既已成瘀，应予散瘀，瘀去则风寒湿热无遗留。在治疗此类疾病时，总原则为疏通气血，令其条达。《素问·至真要大论》说："血气者，喜温而恶寒，寒者泣而不流，温则消而去之。"又云："结者散之，留者攻之。"《素问·三部九候论》说："必先去其血脉，而后调之。"治疗此病的总则即遵循《素问·调经论》的"病在脉，调之血；病在血，调之络"。

方中制附子、洋金花、黄芪、陈皮温肾阳、健脾阳，为君药；当归、赤芍、丹参补血养血，为臣药；琥珀理气止痛、两头尖清热养阴、制马钱子镇痛消炎，为佐药；甘草调药之不争，为使药。故本方具有补肾气、健脾气、养血补血、化瘀通络、镇痛之功效。另外，据现代药理研究，含有前花青素的琥珀，具有强效抗氧化、抗衰老、抗动脉硬化的作用。崔公让教授创此方主要用于动脉硬化闭塞症、血栓闭塞性动脉炎以及部分结缔组织病的早期和恢复期，方便较长时间服用。

三、赤芍甘草汤

药物组成：赤芍 60g，陈皮 20g，当归 20g，两头尖 12g，薏苡仁 30g，甘草 30g。

功效：健脾除湿，活血消肿。

适应证：静脉栓塞性疾病。

制方心悟：静脉疾病有其特殊性，病位在静脉系统和肺，以下肢为多，且栓子脱落于肺，病情凶险，常可危及生命。崔公让教授认为静脉系统疾病关键是抓住三个字：湿，瘀，热。认识病机上是它们，施治上也是它们，然后再理清三者的关系：瘀是静脉系统疾病之根本，也可以说因瘀而生病。

这种瘀既可以是静脉血在静脉管内运行不畅、瘀滞，也可以是静脉血管被瘀血所阻塞，主要静脉干栓塞不通，或小中静脉等闭塞不通。解决问题的关键是化瘀通脉，除湿清热。不畅和 / 或不通的结果：静脉血是向心性回流，进入肺进行气化而成动脉血供养全身，今因脉管运行受阻，血液瘀滞于阻塞的静脉远端，"血不利则为水"，湿就产生了。瘀在脉管内，湿在肌肤中，所以临床表现以湿最瞩目。湿与瘀蕴聚于机体局部，长期得不到疏运，郁久则生热，所以热是转化而生的，也可因染毒而加剧。静脉系统内的血回流经肺，如果携带血栓堵塞肺脉，则肺主气、司呼吸功能受损，就会出现危及生命的危险证候，临床上要高度重视。静脉疾病的病位在静脉血管和肺，病本在脾。脾主统血，又主运化水湿，又"诸湿肿满，皆属脾"，所以治疗要从脾入手，这就把握了病机之关键。脉管不通，产生了瘀，瘀作为病理产物，导致湿与热，治疗当化瘀、化湿、清热。

崔公让教授从《伤寒论》芍药甘草汤得到启发，创制赤芍甘草汤。方中赤芍以凉血散瘀止痛为长，善清血分实热，大剂量有泻下之功，使湿热之邪从下而解。《药品化义》载："赤芍，味苦能泻……入六一顺气汤，泻大肠闭结，使血脉顺下。以其能主降，善行血滞调女人之经，消瘀通乳。以其性禀寒，能降热烦，祛内停之湿，利水通便。较白芍味苦重，但能泻无补。"当归养血活血。二者合用，使邪去而不伤正，共为君药。方中重用甘草为臣药，助君药以祛湿化瘀。甘草的常规用量为 3 ～ 10g，但据病情可以大剂量应用。正如清·汪昂所说："凡仲景之甘草汤、甘草芍药汤、炙甘草汤、桂枝、麻黄……无不重用甘草，赞助成功。"两头尖、薏苡仁合用以清热祛湿、化瘀通络，共为佐药。陈皮燥湿理气，气行则血行，为使药。诸药相合，共奏清热凉血、祛湿通络、活血化瘀之效。

本方主要用于因湿热血瘀、脾虚血瘀所致的下肢臁疮、股肿、青蛇毒、丹毒等疾病。方中赤芍、甘草、两头尖用量均较大，是有意为之，崔公让教授认为大剂量应用是取其峻烈之性，乘势猛攻，使湿热瘀阻之邪从下而解，遵循因势利导的治疗原则。但脾虚血瘀者则应适当减量或配伍黄芪、党参等健脾益气之品，且甘草大剂量使用一般应控制在 1 周之内。以"湿、热、瘀"为主者，加用茜草、泽兰；寒湿重者加防己；湿热重者可加萆薢、土茯苓；血瘀重者可以加水蛭、桃仁、炮山甲等。

四、疮疡外洗方

方药组成：白矾 60g，石榴皮 60g，黄柏 30g，椿根皮 30g，艾叶 30g。

用法：用淘米水约 2500mL 加入诸药，浸泡 2 小时，以武火煮沸，再用文火煮 20 分钟，将药液倒入一桶状容器，趁热以蒸气熏患部，待温度降至 38℃左右时，泡洗患肢，每日两次，每次约 30 分钟。泡洗完毕自然晾干患肢，以无菌纱布覆盖创面。淘米水有止痒、消炎、收敛的功效，用其来煎煮中药可增强疗效；加入的淘米水量不能过少，要保证白矾溶液的浓度小于 5%，浓度过高则会引起组织溃烂；同时不宜用力擦洗创面，以免影响新生肉芽组织的生长；熏洗后伤口疼痛加剧，肉芽组织生长不新鲜者应停用。

制方心悟：本方中白矾为君，性燥酸涩，善收湿止痒，化腐敛疮。现代研究表明，白矾有强烈的凝固蛋白的作用，可在疮疡表面形成一层保护膜，低浓度（1% ～ 5%）有收敛、消炎、防腐、促收口作用，为疮疡常用外洗之品。石榴皮酸涩收敛，为臣药，《医学正宗》载："治脚肚生疮，初起如粟，搔之渐开，黄水浸淫，痒痛溃烂，遂致绕胫而成痼疾。酸榴皮煎汤冷定，日日扫之，取愈乃止。"现在认为石榴皮中所含鞣质有较好的收敛作用，其煎剂对细菌、真菌及病毒均有一定的抑制作用。两者同用，共起收湿祛腐、敛疮收口之效。黄柏、椿根皮合用以清热解毒止痒、燥湿收敛，共为佐药。艾叶既可除湿止痒，温经通络止痛，又可佐制白矾、黄柏、椿根皮之寒凉之性。诸药合用，共以燥湿止痒、解毒敛疮。

随证加减：臁疮急性期红肿疼痛糜烂，渗出明显者，多因湿热毒盛，为阳证，当在主方基础上，加用黄连、芒硝、透骨草、苦参、地肤子等组成清热解毒燥湿止痒洗剂；慢性期皮色发暗，渗出不多，创面板滞，硬结明显者，为阴中之阳证，当在主方基础上加用黄连、地骨皮、苏木、红花、伸筋草等组成清热解毒软坚化瘀洗剂；慢性期创面苍白色淡，渗出稀薄，硬结不甚明显者，为阴中之阴证，当在主方基础上加用苍术、诃子、苏木、红花等组成收敛化瘀洗剂。

五、抗绿生肌散

方药组成：炉甘石90%，枯矾9%，白降丹1%，将以上药物共研细末。

功效：化腐生肌，抑菌抗炎，主要针对创面绿脓杆菌感染。

制方心语：绿脓杆菌即铜绿假单胞菌，是一种常见的条件致病菌，属于非发酵革兰阴性杆菌，是医院内感染的主要病原菌之一，经常引起术后伤口感染，也可引起褥疮、脓肿、化脓性中耳炎等，引起的感染病灶可导致血行散播，发生菌血症和败血症。绿脓杆菌存在的重要条件是潮湿的环境，在自然界分布广泛，为土壤中存在的常见细菌之一，各种水、空气，以及正常人的皮肤、呼吸道和肠道等都存在。慢性创面为绿脓杆菌的生长繁育提供有利条件，感染绿脓杆菌的机会增多，创面感染绿脓杆菌后会引起组织腐烂，创面扩大、加深，去除较为困难，且易导致全身感染。绿脓杆菌对化学药物的抵抗力比一般革兰阴性菌强大且极易产生耐药性。

方中炉甘石为碳酸盐类矿物方解石族菱锌矿，气味甘、温，无毒，《本草纲目》中说炉甘石"止血，消肿毒，生肌，明目，去翳退赤，收湿除烂。同龙脑点治目中一切诸病"。其主要成分为碳酸锌（$ZnCO_3$），尚含少量氧化钙（CaO）0.27%、氧化镁（MgO）0.45%、氧化铁（Fe_2O_3）0.58%，氧化锰（MnO）0.01%。其中锌往往为少量的铁（二价）所取代。有的尚含少量钴、铜、镉、铅，微量的锗、铟。现代研究证实，炉甘石为不溶于水的天然碳酸锌，广泛用于皮肤科，作为中度的防腐、收敛、保护剂治疗皮肤炎症或表面创伤，一般用5%～10%水混悬液（洗剂），亦有用油膏者。有研究证实，该品对葡萄球菌有抑制作用。枯矾为明矾煅制而得，主含硫酸铝钾。《神农本草经》谓明矾"味酸，寒"；《药性论》谓枯矾"涩，凉，有小毒"。枯矾较明矾酸寒之性降低，增强了收涩敛疮、生肌、止血、化腐作用，《证治准绳》将其用于湿疹湿疮、聤耳流脓、阴痒带下、久泻、便血、崩漏、鼻衄、齿衄、鼻息肉。现代用枯矾做成散剂，治疗皮肤病、诸疮发痒，如治疮口不合的生肌散等。研究证实，明矾煅枯后形成难溶性铝盐，外用能和蛋白质化合而成难溶于水的蛋白质而沉淀，减少创面渗出物而起生肌保护作用，对绿脓杆菌、金黄色葡萄球菌、溶血性链球菌、变形杆菌、肺炎双球菌、大肠杆菌、霉菌等均呈现高度的敏感性。白降丹由水银、火硝、白矾、皂矾、硼砂、食盐、雄黄、朱砂等炼制而成，主要化学成分是升汞（$HgCl_2$）和甘汞（Hg_2Cl_2），有强烈的腐蚀性，同时具有强大的杀菌能力。临床证实，其对绿脓杆菌的感染有良好的治疗作用。

崔公让教授仿照传统中药外用制剂"九一丹"创制"抗绿生肌散"，变"九一丹"为"九九一丹"。这一比例的转换，耗费了崔公让教授多年心血。他在临床实践逐步摸索出这一最佳比例，对创面绿脓杆菌感染有很强的针对性。由于白降丹只占处方分量的 1%，比传统九一丹更小，化腐毒性成分非常小，对绿脓杆菌抑制杀灭却又非常明显，加之又以炉甘石、枯矾代煅石膏，生肌长口作用加强，所以临床应用安全可靠。无论是处方中药量比例，还是药物选择，可谓匠心独运，非对中医外用药物研究精熟，绝难企及。

六、仲景药霜

方药组成：基质配方为蜂胶乙醇浸膏（1∶1）10g，硬脂酸 12g，十八酸 7g，白凡士林 12g，聚山梨醇酯（吐温 -80、司盘 -40）1g，甘油 10g，蒸馏水 48g。上原料通过乳化工艺制成乳膏 100g。添加成分：透明质酸酶、糜蛋白酶、蜂乳、维生素 E、氧化锌、扩血管药、抗感染药等。

功效：活血镇痛，润肤生肌。

适应证：溃疡创面。

制方心语：仲景药霜是崔公让教授创制的颇具现代和传统交融意味得意之作。本方的突出特点是崔公让教授较早发现蜂胶的独特作用，并通过乳化工艺技术应用于临床。蜂胶是蜜蜂从植物芽孢或树干上采集的树脂，将其混入蜜蜂上腭腺、蜡腺的分泌物加工而成的一种具有特殊芳香气味的胶状固体物。其性平，味苦、辛、微甘，归脾、胃经，有润肤生肌、消炎止痛的功效，可治疗胃溃疡、口腔溃疡、烧烫伤、皮肤裂痛、辐射等病症。近代研究证明，蜂胶所含的丰富而独特的生物活性物质，如黄酮类化合物，多种烯、萜类化合物，微量的氨基酸、B族维生素，多种有机酸等，使其有广谱的抗菌、镇痛和促进组织细胞再生的作用。临床报道蜂胶抗菌消炎作用强，局部止痛快，能促进上皮爬行和肉芽生长，减轻瘢痕形成程度，改善血液和淋巴循环，所以在治疗慢性下肢溃疡、肛裂等外科疾病中应用较多且效果较好。

崔公让教授指出，乳化膏剂具有 pH 值在 5.5～7.8 的中性特点，性质温和，对创面无刺激，无毒性，具有亲水性，柔软润滑，有芳香气味，用后舒适，并能保持局部湿润。在基质中加入治疗性药物后，干稠适度，能保护创面，长期应用不浸渍、不过敏。湿润环境有利于坏死组织溶解，液化分离坏死组织，控制创面感染；可以调节创面的氧张力，促进血管生成，促进多种生长因子的释放，活血镇痛，减轻疼痛，促进肉芽组织生长，加速创面愈合。临床多与抗绿生肌散联合应用。创面清洁后先均匀撒布少量抗绿生肌散，再涂上适量的仲景药霜，无菌敷料覆盖包扎固定，根据病情定时换药。用药后可见局部脓性分泌物增多，并由稀淡变为稠厚，但肉芽组织反而生长旺盛，颜色鲜红，触之易出血，即所谓"煨脓长肉"现象，有利于创面修复。

第三节　用药心悟

一、单药应用

1. 水蛭

《神农本草经》载水蛭"味咸，平。主逐恶血、瘀血、月闭，破血瘕积聚，无子，利水道"。张锡纯在《医学衷中参西录》谓"凡破血之药，多伤气分，惟水蛭味咸专入血分，于气分丝毫无损，且服后腹不觉疼，并不觉开破，而瘀血默消于无形，真良药也……水蛭、虻虫皆为破瘀血之品。然愚尝单用以实验之，虻虫无效，而水蛭有效"，对水蛭可谓推崇备至。崔公让教授认为，在虫类药物中，水蛭味咸、苦，性甘，有毒，功能破血除瘀消癥，其力峻猛。水蛭的毒性正是其活血破瘀的作用，使用不当会导致出血。现代研究已证实，水蛭的干燥全体入药，含有水蛭素以及丰富的蛋白质，有活血、散瘀、通经的功效，常用于闭经、血瘀腹痛、跌打损伤等症状。水蛭素是由 65 个氨基酸组成的低分子量（7000）多肽，其中谷氨酰胺和天门冬酰胺的含量较高，而等电点较低（3.8 ～ 4.0），在室温下长期稳定。水蛭素是已知最有效的天然抗凝剂，其作用优于肝素，具有抗凝血、溶解血栓的作用，即中医所说的活血化瘀作用。水蛭尚可分泌一种组胺样物质，因而可扩张毛细血管而增加出血。水蛭醇提取物抑制血液凝固的作用较虻虫、桃仁为强，水蛭醇制剂的作用较水制剂的作用为强。水蛭素 20mg 可阻止 100g 人血的凝固。水蛭有扩张毛细血管、改善微循环、增加肾脏血流量的作用。其改善微循环的作用，与肝素相仿，只是作用时间短暂。实验表明，水蛭有扩张外周血管、增加血流量和减少血管阻力的作用，该作用与盐酸罂粟碱作用相似。水蛭素能阻止凝血酶对纤维蛋白的作用，阻碍血液凝固，且水蛭素不受热或乙醇之破坏。足见古人对药性认识多么准确可靠。

崔公让教授对水蛭的经验用量为 12 ～ 30g，因为该药物高温煎煮后会损失药量，为补偿其药力，可以适当增加剂量。

崔公让教授常将水蛭用于血瘀症状明显的周围血管疾病的治疗，如血瘀型脱疽、股肿、青蛇毒等。

2. 炮山甲

炮山甲为鲮鲤科动物鲮鲤的鳞片，为穿山甲经炮制而成。其味咸，性微寒，入肝、胃二经，功能消肿化脓、散瘀通络、通经、下乳、活血镇痛，多用于痈疽疮肿、风寒湿痹、经闭、乳汁不通、止血、癥瘕积聚等。《医学衷中参西录》谓"穿山甲，味淡性平，气腥而窜，其走窜之性，无微不至，故能宣通脏腑，贯通经络，透达关窍，凡血凝血聚为病，皆能开之"可谓善治善任穿山甲也。《本草从新》也说穿山甲"善窜，专能行散，通经络达病所"。崔公让教授认为其具有较强的活血通络化瘀、消肿止痛作用，常与当归、丹参、鸡血藤配伍使用，用于下肢动脉缺血性疾病血瘀症状明显者的治疗，常用剂量为 6 ~ 12g，也可研末冲服，提高药效，减少药量，降低医疗成本，散剂常用 3 ~ 5g，临床收效甚佳。

3. 附子

附子为毛茛科、乌头属植物的子根，加工炮制为盐附子、黑附子（黑顺片）、淡附片、炮附片。附子属温里药，有"回阳救逆第一品"之誉，功能回阳救逆、补火助阳、散寒止痛，用治阴盛格阳、大汗亡阳、吐利厥逆、心腹冷痛、脾泄冷痢、脚气水肿、小儿慢惊、风寒湿痹、踒躄拘挛、阳痿宫冷、阴疽疮漏及一切沉寒痼冷之疾。《神农本草经》载其"主治风寒咳逆邪气，温中，除寒湿，治手足折伤，拘挛、膝痛不能行走，破肿块坚硬、血瘕、金属损伤疮伤"。张仲景所用四逆汤、麻黄附子细辛汤、麻黄附子甘草汤、附子汤、桂枝附子汤等都是应用附子的代表方剂。现代研究证实，附子含乌头碱，能增强心肌收缩力，加快心率，增加心输出量和心肌耗氧量。附子还能扩张血管，增加血流，改善血液循环（既有升压又有降压作用），强心抗休克，抗缓慢型心律失常，其煎剂对急性炎症模型有明显抑制作用。崔公让教授认为，附子性味辛热，有大毒，是治疗四肢厥逆的主药，具有较强的温阳散寒能力。与甘草、生姜、干姜等为伍能增加温通之性，还能减附子毒性。关于用量崔公让教授有独到的心得：用于心阳暴脱，非大剂不足以扶危亡，然血得温而行，得寒而凝，大热则燥，所以用于周围血管病，虽阳虚为本，寒湿为标，但不可大剂，只可温通，缓复其阳，否则耗血燥血，反致无功。足见崔公让教授审机辨证功底之深厚。崔公让教授用附子多在12g左右。

4. 生地黄

崔公让教授临证应用生地黄的频率比较高，用量比较大，疗程比较短。生地黄味苦、甘，性寒，有清热、生津、润燥、破瘀、生新、止痛之效，对于周围血管病瘀血生热，以及治疗过程中温通耗血燥血之弊有治疗和抑制作用。但是周围血管病多阳虚为本，生地黄苦寒，清热凉血实非久宜。周围血管病一般病程长，脾胃为气血生化之源，治疗过程中应以顾护脾胃为先，而生地黄腻胃滑肠，不适合脾虚类患者长期大剂量服用。所以，崔公让教授说生地黄虽好，但当审机辨证，当用则用，且用量宜大不宜少，适可而止，多在20g左右。

二、对药应用

1. 赤芍、甘草

赤芍为毛茛科植物赤芍或川赤芍的干燥根，味苦，微寒，归肝经，有清热凉血、行瘀、消肿止痛之效。《神农本草经》

说"芍药，味苦平。主邪气腹痛，除血痹、破坚积、寒热疝瘕、止痛"。现代研究也证实赤芍具有抗凝血、溶血栓、抗菌、降温、镇静、镇痛，以及扩张血管、保护心肌、抑制血小板聚集的作用。甘草，味甘，性平，功能补中益气、清热解毒、祛咳止痰。崔公让教授认为甘草小剂量调和诸药，大剂量可消除组织肿胀、炎变。

该对药是崔公让教授从《伤寒论》芍药甘草汤方酸甘化阴之剂演化而成。汉唐之际，赤芍、白芍不分，也有考证说《伤寒论》中的芍药即为赤芍。崔公让教授认为《伤寒论》中"脚挛急"即小腿转筋，该症状也常出现在小腿腓肠肌静脉丛血栓形成的患者中。崔公让教授以赤芍、甘草为主药创制的赤芍甘草汤，主要用于因湿热血瘀、脾虚血瘀所致的下肢股肿、臁疮、青蛇毒、丹毒等疾病的治疗。凡因血瘀所致的下肢炎性改变、溃疡、肿胀等均可以此二味药为君加减治疗。临床根据辨证常与茜草、泽兰、当归、陈皮、两头尖、薏苡仁等配伍应用以清热凉血、祛湿通络、活血化瘀。崔公让教授赤芍常用剂量为 30～60g，以达到凉血化瘀的目的。甘草的常规用量为 6～10g，但据病情可以大剂量应用。对组织出现肿胀、炎变者，崔公让教授使用甘草的剂量常达到每日 30g，但他也提醒大剂量使用时间不能过长，应控制在 1 周内。

2. 麻黄、细辛

麻黄、细辛常用于阳虚寒凝、气血瘀滞型动脉缺血性疾病，配伍狗脊、独活、制马钱子等用于腰椎间盘突出症，也可用于阳虚寒湿聚于肌肤所致结缔组织病和静脉疾病的治疗。麻黄，味辛、微苦，性温，经典作用为发汗解表、宣肺平喘、利尿，但麻黄还有温通阳气的重要功能，如阳和汤即以麻黄为君通达阳气。现代研究证实，麻黄主要含麻黄碱，有类肾上腺素能神经作用，能使心肌收缩增强，升高血压，松弛支气管平滑肌等。血管病应用麻黄，主要取其温经通阳之效，但常有发汗、升高血压等反应，为老年高血压患者应用带来顾忌。崔公让教授的经验是麻黄和白术同用，既能健脾除湿，又能使发汗作用明显减轻，血压多平稳。细辛是马兜铃科属多年生草本植物的根茎，味辛，性温，有小毒，归心、肺、肾经，有解表散寒、祛风止痛、通窍、温肺化饮的作用，用于治疗风寒感冒、头痛、牙痛、鼻塞流涕、鼻衄、鼻渊、风湿痹痛、痰饮喘咳。近代研究证明，本品有抗组胺及抗变态反应的作用，能抑制组胺的吸收，具有较强的抗感染作用，在扩张血管、松弛平滑肌、增加脂质代谢方面均有良效。崔公让教授认为《伤寒论》小青龙汤、麻黄细辛附子汤均有麻黄、细辛配伍的案例，一为温化寒饮，一为温通助阳，契合寒湿凝滞血脉证的周围血管病的病机，所以可以相须为用，使温经通脉、消肿止痛的作用得到加强。

崔公让教授用麻黄常为12g左右，临床观察，对于阴寒盛者，即使应用较大剂量的麻黄也很少见到明显的发汗作用。在治疗寒湿瘀阻型脱疽患者时，崔公让教授对细辛的经验用量为12g。关于细辛的毒性反应，崔公让教授指出，《本草纲目》记载"若单用末，不可过一钱，多则气闷塞不通者死"，因此历代都有"细辛不过钱"之说，但是忽略了这是为末入散剂的量。因为细辛含有毒性成分黄樟醚，有中枢抑制作用，能使动物的呼吸中枢麻痹；黄樟醚还是致癌的化学成分，长期服用会诱发肝脏癌变。但黄樟醚在汤剂中煎煮很容易被破坏，而且不溶于水，所以作汤剂比较安全。另外，由于细辛双叶中含马兜铃酸等毒性成分，马兜铃酸可对肾脏造成严重伤害。细辛是马兜铃科植物，2005 年版《中国药典》规定细辛入药部位沿用古法，恢复用根及根茎入药。细辛温经通脉止痛，疗效殊胜，配合麻黄则疗效更好，所以要客观地对待部分有毒中药，遵循辨证施治原则和正确用药方法，不可谈虎色变，因噎废食。

3. 玄参、金银花

玄参为玄参科植物玄参及北玄参的根，味甘、苦、咸，性微寒，归脾、胃、肾经，有清热凉血、滋阴降火、解毒散结的作用。《本草正义》说："玄参，禀至阴之性，专主热病，味苦则泄降下行，故能治脏腑热结等证。味又辛而微咸，故直走血分而通血瘀。亦能外行于经隧，而消散热结之痈肿。寒而不峻，润而不腻，性情与知、柏、生地近似，而较为和缓，流弊差轻。"金银花为忍冬科忍冬属植物忍冬及同属植物干燥花蕾或带初开的花，味甘，性寒，气芳香，甘寒清热而不伤胃，芳香透达又可祛邪。金银花既能宣散风热，还善清解血毒，用于各种热性病，如身热、发疹、发斑、热毒疮痈、咽喉肿痛等症。玄参、金银花对药来源于四妙勇安汤。四妙勇安汤为清热剂，具有清热解毒、活血止痛之功效，主治热毒炽盛之脱疽，症见患肢暗红微肿灼热、溃烂腐臭、疼痛剧烈，或见发热口渴，舌红脉数。崔公让教授善用四妙勇安汤于脱疽热毒炽盛期，这一时期必见患者舌质干苔焦黄黑，以四妙勇安汤原方原量大剂猛投，可逆流挽舟，救患者于垂危，不可因循守旧而不敢作为，待数剂药过后，红肿消退，黑黄苔逐渐退去，再从容施治。

脱疽本为阴寒之证，但在疾病过程中因阳气郁遏、肢体腐烂坏死、染毒等因素影响，也常会出现热毒证表现，同时加剧病情恶化。所以，崔公让教授见微知著，以玄参、金银花清热凉血解毒，截断扭转病势。况且现代药理研究证实玄参有扩张血管作用，对下肢动脉痉挛有明显的缓解作用；金银花具有较强的抗菌作用，还具有降血脂、胆固醇，降低细胞毒性的作用。崔公让教授临床辨证常用玄参、金银花治疗血栓闭塞性脉管炎、静脉炎、下肢溃疡、坐骨神经痛、下肢深静脉栓塞等血脉瘀阻、瘀久化热证。崔公让教授临证，玄参、金银花常用量为 20～30g，湿热之象明显者重用金银花，多为 30～60g。

4. 黄精、玉竹

黄精为百合科植物滇黄精、黄精或多花黄精的燥根茎，按形状不同，习称"大黄精""鸡头黄精""姜形黄精"。其味甘，性平，归脾、肺、肾经，具有补气养阴、健脾、润肺、益肾之功效，常用于治疗脾胃气虚、体倦乏力、胃阴不足、口干食少、肺虚燥咳、劳嗽咳血、精血不足、腰膝酸软、须发早白、内热消渴。《本草便读》说："黄精味甘而厚腻，颇类熟地黄……按其功力，亦大类熟地，补血补阴，而养脾胃是其专长。"现代研究证实，黄精有降糖、降脂、抗老化、抗氧化等作用。玉竹为百合科植物玉竹的干燥根茎，味甘、微寒，入肺、胃经，有养阴润燥、生津止渴的作用，用于治疗肺胃阴伤、燥热咳嗽、咽干口渴、内热消渴。

崔公让教授认为，血管病得之于脏腑久虚，功能失宜，以致湿浊痰邪混杂入血而不能清，沉积血府而不能去，脉道为之壅塞，阳气为之壅遏，则百病变生。然脾胃为气血生化之源，欲治血者，岂可轻忽脾胃？血宜清润而不宜枯燥，脾胃宜润而不宜腻。黄精、玉竹清润而不燥，益气养阴而不腻，契合病机，故崔公让教授常辨证用于寒凝阳虚型或血脉瘀阻型的动脉硬化闭塞症、糖尿病肢体闭塞性动脉硬化及血栓闭塞性脉管炎等脱疽患者的治疗。黄精、玉竹常用剂量为10～20g。

5. 浮萍、蝉蜕

崔公让教授善用浮萍、蝉蜕药对以清风透热，治疗血管炎、白塞病、结节性红斑、硬红斑、痤疮，加柴胡、黄芩、葛根；治疗过敏性紫癜及部分因血热妄行而致的皮肤病变，加茅根、水牛角等。浮萍乃水面浮生植物，入肺经，故有发汗、祛风、行水、清热、解毒之能；蝉蜕味甘、咸，性凉，归肺经，并入肝经，长于疏散风热、宣散透发斑疹。肺主皮毛，络脉所在，凡郁热积于肌表脉络，多生斑疹、结节之病，浮萍、蝉蜕即可辨证用之。浮萍、蝉蜕临床常用剂量为10～20g。

6. 茜草、泽兰

茜草属茜草科、茜草属多年生草质攀援藤木，味苦，性寒，归肝经，功能凉血活血、祛瘀、通经。《本草纲目》载茜草"通经脉，治骨节风痛，活血行血"。崔公让教授认为，大凡藤类植物多有通络之效，茜草性虽寒凉而不留瘀，行血滞而清血中郁热。泽兰生于沼泽地、水边等潮湿处，为唇形科植物毛叶地瓜儿苗的干燥地上部分，味苦、辛，性微温，归肝、脾经，故有活血利水之能。茜草配泽兰，寒温并行，活血通络，祛瘀清热，利水消肿，最适合下肢静脉血瘀性疾病的治疗。崔公让教授常合当归、赤芍、两头尖、薏苡仁等治疗深静脉血栓形成、静脉炎、臁疮等静脉系统疾病湿热血瘀症状明显者。茜草、泽兰临床常用剂量为 15 ～ 20g。

7. 白茅根、水牛角

白茅根为禾本科植物多年生草本白茅的根茎，味微甘、苦、咸，性微寒，归肺、胃、小肠经，能凉血、止血、清热、利尿，多用于治疗热病烦渴、吐血、衄血、肺热喘急、胃热哕逆、淋病、小便不利、水肿、黄疸。《神农本草经》记载白茅根"主劳伤虚羸，补中益气，除瘀血、血闭寒热，利小便"。水牛角现在作为犀角的代用品，在古代本草中也早有应用，如《日华子本草》"煎，治热毒风并壮热"，《本草纲目》"治淋，破血"，《陆川本草》"凉血解毒，止衄。治热病昏迷，麻痘斑疹，吐血，衄血，血热，溺赤"等。水牛角味咸，性寒，入心、肝、脾、胃四经，功能清热、凉血、定惊、解毒，用治伤寒瘟疫，热入血分导致的惊狂、烦躁、谵妄、斑疹、发黄、吐血、衄血、下血、痈疽肿毒。水牛角与犀角均咸寒，专入血分，善清心、肝、胃三经之火，有凉血解毒之功，为治血热毒盛之要药。水牛角清热凉血解毒之功与犀角相似而药力较缓，可作犀角的代用品，但用量较犀角为大，约为犀角的10倍。崔公让教授善用白茅根、水牛角为伍，治疗血中郁热之血管炎、过敏性紫癜等。临床常用剂量为白茅根30g，水牛角30g。

8. 白芥子、莱菔子

白芥子味辛，性温，无毒，入肝、脾、肺、胃、心与心包经，能去冷气、安五脏、逐膜膈之痰、温肺豁痰利气、逐饮止咳、通络散结消肿，主咳喘痰多、胸满胁痛、肢体麻木、关节肿痛、湿痰流注、阴疽肿毒、肢体痹痛麻木。《得配本草》谓白芥子"通经络，散水饮，除疟癖，治喘嗽。痰在胁下皮里膜外，非此不达"。《本草新编》谓白芥子"逐瘀止疼，能消能降，能补能升，助诸补药，尤善收功。近人不知用白芥以化痰，而频用半夏、南星以耗气，所不解也。白芥子善化痰涎，皮里膜外之痰无不消去，实胜于半夏、南星。半夏性燥而烁阴，南星味重而损胃。独白芥子消化痰涎，又不耗损肺、胃、肝、心之气，入于气分而实宜，即用于血分而亦当者也"，可谓论述精当。莱菔子味辛、甘，性平，入脾、胃、肺经，功效消食除胀、降气化痰，常用于饮食停滞、脘腹胀痛、大便秘结、积滞泻痢、痰壅喘咳。因其消食除胀功效显著，有"冲墙倒壁"比喻，似有破气之嫌，但崔公让教授认为该品性和平，气味不峻，并无偏胜之弊，不可囿于"冲墙倒壁"之说，实是平气之有余。

此药对来源于三子养亲汤，崔公让教授取其化痰散结之能、通络消肿之效，且两药皆入脾、胃二经，消积化痰行气，可从源头上改善气血质量，用之痰湿斑块瘀积于血管壁导致的动脉硬化闭塞诸疾，效果良好，常用量为20g。崔公让教授也用白芥子粉外涂发疱治疗寒湿性膝关节炎和三叉神经痛等。

9. 郁金、香附

郁金味辛、苦，性寒，归肝、心、肺经，是姜科植物温郁金、姜黄、广西莪术或蓬莪术的干燥块根。前两者分别习称"温郁金"和"黄丝郁金"，其余按性状不同习称"桂郁金"或"绿丝郁金"。郁金功能活血止痛、行气解郁、清心凉血、利胆退黄，用于治疗胸胁刺痛、胸痹心痛、经闭痛经、乳房胀痛、热病神昏、癫痫发狂、血热吐衄、黄疸尿赤。《本草求真》认为郁金"其气先上行而微下达。凡有宿血凝积，及有恶血不堪之物，先于上处而行其气，若使其邪其气其痰其血在于膈上而难消者，须审宜温宜凉，同于他味，兼为调治之"。香附为莎草科植物莎草的干燥根茎，味辛、微苦、微甘，性平，归肝、脾、三焦经，功能疏肝解郁、理气宽中、调经止痛，用于肝郁气滞、胸胁胀痛、疝气疼痛、乳房胀痛、脾胃气滞、脘腹痞闷、胀满疼痛、月经不调、经闭痛经。《本草纲目》说："香附之气平而不寒，香而能窜，其味多辛能散，微苦能降，微甘能和。"崔公让教授认为郁金、香附相须为用，调畅气血，疏肝解郁，常用于胸胁疼痛、月经不调、不孕不育的治疗。常用量为郁金 20g，香附 15g。

10. 苏木、红花

苏木为豆科苏木属植物苏木的干燥心材，味甘、咸、辛，性凉，入心、肝、胃、脾经，功能活血祛瘀、消肿定痛，治疗妇人血滞经闭、痛经、产后瘀阻心腹痛、产后血晕、痈肿、跌打损伤、破伤风。红花又名红蓝花，菊科红花属植物干燥的管状花，花色鲜红，具特异香气，味辛，性温，无毒，入心、肝经，功能活血通经、散瘀止痛，治经闭、癥瘕、难产、死胎、产后恶露不行、瘀血作痛、痈肿、跌仆损伤。《本草求真》说："苏木，功用有类红花，少用则能和血，多用则能破血。但红花性微温和，此则性微寒凉也。故凡病因表里风起，而致血滞不行，产后血晕胀满欲死，及血痛血瘕、经闭气壅、痈肿、跌仆损伤等症，皆宜相证合以他药调治。"崔公让教授认为，苏木、红花为经典活血化瘀药物，故常相须为用，治疗脉络郁阻的血管疾病、闭经、外伤血肿等。另外，两药煎剂外用还有活血利湿止痒之功，常外用于湿疹瘙痒证。内服各 15g，外用各 30～60g。

11. 猪苓、泽泻

猪苓为多孔菌科真菌猪苓的干燥菌核，味甘、淡，性平，归心、脾、胃、肺、肾经，功能利水渗湿，治小便不利、水肿、泄泻、淋浊、带下。泽泻为多年生水生或沼生草本，新鲜全株有毒，地下块茎毒性较大。其味甘，性寒，功能利水、渗湿、泄热，治小便不利、水肿胀满、呕吐、泻痢、痰饮、脚气、淋病、尿血。《本经》谓泽泻"主风寒湿痹，乳难，消水，养五脏，益气力，肥健"。《名医别录》谓其"补虚损五劳，除五脏痞满，起阴气，止泄精、消渴、淋沥，逐膀胱、三焦停水，主治肾炎水肿、肾盂肾炎、肠炎泄泻、小便不利等症"。现代研究证实，泽泻有降血脂和抗动脉粥样硬化作用，对肝脏有保护作用，对心血管系统可增加冠脉流量，并有利尿的作用。崔公让教授认为，传统本草均言猪苓、泽泻有补养之功，不足采信，惟其利水消肿，似有轻身之便，诚非补益之功，宜明辨之。崔公让教授临证多用二者治疗胃有水湿证、尿潴留、下肢水肿证等。常用剂量为猪苓20g，泽泻10～15g。

12. 土茯苓、薏苡仁

土茯苓为百合科多年生常绿攀援状灌木光叶菝葜的干燥根茎，味甘、淡，性平，归肝、胃经，功能解毒、除湿、利关节，主治梅毒、淋浊、筋骨挛痛、脚气、疔疮、痈肿、瘰疬、梅毒，以及汞中毒所致的肢体拘挛、筋骨疼痛。其根茎含皂苷、鞣质、树脂等。土茯苓与茯苓是两种不同的药物，应用中应注意区别。土茯苓解毒利湿、通利关节为能，茯苓健脾宁心为上。茯苓是寄生在松科植物树根上的菌核，主要靠菌丝在松树的根和树干中蔓延生长，而土茯苓是原植物的根茎。

薏苡仁为禾本科植物薏苡的干燥成熟种仁，味甘、淡，性凉，归脾、胃、肺经，有利水渗湿、健脾止泻、除痹、排脓、解毒散结的作用，用于水肿、脚气、小便不利、脾虚泄泻、湿痹拘挛、肺痈、肠痈、赘疣、癌肿。《本草经疏》认为本品"性燥能除湿，味甘能入脾补脾，兼淡能渗湿，故主筋急拘挛不可屈伸及风湿痹，除筋骨邪气不仁，利肠胃，消水肿令人能食"。《本草新编》也谓其"最善利水，不至损耗真阴之气，凡湿盛在下身者，最适用之"。

崔公让教授常土茯苓、薏苡仁相须为用，增强解毒除湿、消肿止痛之效，常用于下肢静脉病、痛风病以及下肢动脉疾病红肿溃烂湿毒热盛阶段的治疗。常用量为土茯苓、薏苡仁各 30g。

三、角药应用

1. 当归、丹参、鸡血藤

该药组是崔公让教授治疗动脉性疾病最常应用的药物组合。当归为伞形科多年生草本植物当归的根，味辛、甘，性温，功能补血活血、调经止痛。崔公让教授常讲当归味甘而重，故专能补血，其气轻而辛，故又能行血，补中有动，行中有补，为血中之要药。因而，它既能补血，又能活血，既可通经，又能活络。现代药理研究证实，当归有抗血小板聚集、抗凝、改善血液循环、抗血栓形成等作用。丹参为唇形科植物丹参的干燥根和根茎，味苦，性微寒，有活血祛瘀、凉血消肿、止痛养神的功能。《名医别录》记载丹参"养血，去心腹痼疾结气，腰脊强脚痹，除风邪留热。久服利人"。古人有"一味丹参功同四物"之说。现代药理学研究证实，丹参对心肌有保护作用，有抗血小板聚集和增加红细胞膜弹性的作用，还有抗炎杀菌作用。鸡血藤味苦、微甘，性温，归肝、心、肾经，色赤入血，质润行散，具有活血舒筋、养血调经的功效。崔公让教授认为鸡血藤走守兼备，既补血行血，又舒筋活络，故血虚、血滞之手足麻木、疼痛，以及内湿痹痛均可用之。崔公让教授选此三味药作为他创制通脉活血汤的君药具有深意。三药配合，温通为主，既改善脉道，畅达血流，又能优化血质，减少凝滞，疏通络脉，此三重考虑可实现脉、血、络共调的目的，临床应用具有温脉通阳、养血活血、化瘀通络的功效。

此药组主要用于寒凝血瘀、阳虚血瘀型脉痹、脱疽等疾病的治疗。崔公让教授对常见的动脉栓塞、大动脉炎、动脉硬化闭塞症、糖尿病足、血栓闭塞性脉管炎等动脉缺血性疾病治疗的全过程，常以此为君药。他也常将此药用于肢体静脉障碍性疾病及小血管疾病的治疗。临床常用剂量为当归20g，丹参30g，鸡血藤30g。

2. 柴胡、黄芩、葛根

此药组崔公让教授主要用于治疗痛风发作期，还常用于过敏性紫癜、红斑肢痛症及因郁热内蕴所致皮肤病的治疗。柴胡性散而黄芩清泻，相须而用，和少阳，清肝胆郁热。葛根升阳止泻，解肌退热，透疹，生津止渴。《神农本草经》说葛根主消渴、身大热、呕吐、诸痹，起阴气，解诸毒。张元素说葛根通行足阳明经。足阳明胃经起于鼻旁，经脉分支从大迎穴前方下行到人迎穴，沿喉咙向下后行至大椎，折向前行……"其支者，别跗上，入大趾间，出其端"。可见上至头颈，下至足大趾，皆为足阳明经所过，临床所见也是痛风病多首发于足大趾跖趾关节处。人皆以为葛根解颈项强痛，岂知葛根循经而至足大趾，亦解足大趾之疼痛。况葛根尚能抑制尿酸生成，促进尿素排泄，所以治疗痛风恰如其分。

崔公让教授以三者为君，合山慈菇、金果榄、大黄、两头尖、薏苡仁等组成祛痹痛风饮，具有清热泻浊、祛湿解毒、化瘀通络之效；亦常与黄芪、党参、熟地黄、生首乌等合用组成健脾固肾痛风饮，具有益气补虚、化瘀通络之效；三者为君，与浮萍、蝉蜕、茅根、水牛角、薏苡仁等合用所组成的血管炎经验方，有清热解毒、凉血消斑、祛湿化瘀的功效。临床常用剂量为柴胡 9 ～ 15g，黄芩 6 ～ 15g，葛根 15 ～ 30g。

3. 忍冬藤、络石藤、青风藤

忍冬藤为忍冬科植物忍冬的干燥茎枝，秋、冬二季采割，得秋凉之气，味甘、苦，性微寒，归肺、胃、心经，功能清热解毒、疏风通络，用于温病发热、热毒血痢、痈肿疮疡、风湿热痹、关节红肿热痛。《本草纲目》谓其"治一切风湿气及诸肿痛，痈疽疥癣，杨梅恶疮，散热解毒"。现代药理研究揭示，忍冬藤有抗菌、消炎、保护心血管、改善微循环、降低胆固醇、缓解气管肠道平滑肌痉挛等作用。络石藤，别名白花藤，为夹竹桃科植物络石的带叶藤茎，味苦，性微寒，归心、肝、肾经，功能通络止痛、凉血清热、解毒消肿，常用于风湿痹痛、腰膝酸痛、筋脉拘挛、咽喉肿痛、疔疮肿毒、跌打损伤、外伤出血等。《神农本草经》谓其"主风热死肌痈伤，口干舌焦，痈肿不消，喉舌肿，水浆不下"。《中国药植志》认为络石藤"祛风止痛，通络消肿，适用于关节痛、肌肉痹痛、腰膝酸痛等症；也能消散诸疮，去咽喉肿痛"。青风藤为防己科植物青藤或毛青藤的藤茎，味苦、辛，性平，归肝、脾经，功能祛风湿、通经络、利小便，用于治疗风湿痹痛、鹤膝风、水肿、脚气。现代研究发现，青风藤主要含有青风藤碱、青藤碱等，具有抗炎、镇痛、镇静、镇咳等作用。崔公让教授选用忍冬藤、络石藤、青风藤药组，药性平和，相须为用，祛风通络、消肿止痛效佳，常用于风湿痹痛、血管病缺血性神经痛等。常用剂量为忍冬藤30g，络石藤20～30g，青风藤20g。

第四节　典型医案

一、脱疽案

案1　李某，男，56岁。2008年11月6日初诊。

主诉：左下肢发凉、疼痛、酸胀不适3年。患者平素喜暖怕冷，于3年前出现左下肢发凉、疼痛，行走后酸困疼痛感明显，渐加重，曾在当地医院诊断为脉管炎，治疗效果不佳。后经某医院左下肢彩超检查提示：左下肢胫前动脉，胫后动脉供血不足；左下肢股浅动脉，腘动脉闭塞，左足背动脉二维及彩色均显示不清。现在症见：左下肢肌肉萎缩、变细，足背动脉、胫后动脉搏动消失，足前1/3皮色紫绀，毛发稀少，爪甲增厚变形，伴有发凉，夜间静息痛，睡眠差，二便调。舌质红，苔薄白，脉沉细。理化检查：双下肢光电容积血流图提示左下肢末梢循环严重障碍；右下肢末梢循环基本正常。双下肢ABI（踝肱指数）：左侧0.6；右侧1.2。

辨证：此患者素体脾肾阳虚，寒邪客袭，血脉寒凝，气血瘀滞，兼嗜烟酒，伤及血络，不通则痛；阳气不能通达，温煦濡养肢节而致病。

中医诊断：脱疽（血脉瘀阻型）。西医诊断：动脉硬化闭塞症。

治法：温经活血，化瘀通络。

处方：通脉活血汤加味：当归20g，丹参30g，鸡血藤30g，制附片9g，炮山甲12g，陈皮20g，甘草10g。10剂，水煎服，日1剂。

二诊（2008年11月16日）：服药1周后，夜间静息痛明显减少，睡眠恢复，但行走后患肢仍感疼痛。肢体发凉有所减轻。舌质红，苔薄白，脉沉细涩，辨证同前，加用玄参凉血以防制附子辛热太过。

处方：当归20g，丹参30g，鸡血藤30g，制附片9g，玄参20g，炮山甲12g，陈皮20g，甘草10g。20剂，水煎服，日1剂。

三诊（2008年12月8日）：患者诉静息痛基本消失，夜间睡眠安宁，已能步行 500m 以上，无明显患肢疼痛，但仍感患肢发凉，较健侧仍有差异，以血气不旺，寒湿之邪久恋脉络之故。病本为阳虚，寒凉不宜久用。去玄参，加黄芪 30g、薏苡仁 30g、石斛 20g 益气除湿、滋阴养血。

处方：黄芪 30g，当归 20g，丹参 30g，鸡血藤 30g，制附片 9g，炮山甲 12g，薏苡仁 30g，陈皮 20g，石斛 20g，甘草 10g。30 剂，水煎服，日 1 剂。

四诊（2009 年 1 月 10 日）：患者左下肢发凉及困沉不适等症状基本消失，足底皮肤已红润，病情稳定，嘱严格戒烟，口服通脉丸继续巩固治疗 3 个月。

按语：本例患者素体阳虚，又有烟酒嗜好，致寒居血脉，气血瘀滞，不通则痛，证属血脉瘀阻。崔公让教授治以温经活血、化瘀通络为法，方选自拟的经验方通脉活血汤加味，加用制附子温阳通经。附子其性辛热，善走，为通行十二经之要药，加强通脉活血汤的温通作用，取"温则消而去之"之意。炮山甲咸寒破瘀之品，功专于行散，性善走窜。陈皮辛温之品，祛湿气、健脾气，亦寓"气行则血行"之意。要证合拍，故二诊时，静息痛症状减轻，加玄参守方继服。崔公让教授认为动脉硬化闭塞症，病本为虚，为寒邪阻滞经络，不得已而辛温通阳，久用易致伤津耗气，必须时刻注意，崔公让教授心细如发，每于数剂后，根据舌脉的轻微变化与患者的不经意自觉症状，譬如略感口干等，酌加玄参制约附子辛热之性，亦"既病防变"精微之处。

再看三诊，病情已明显好转，症状表现已属寒湿阻络型，分期已属Ⅰ期，轻微症状期。但此时属治疗后的恢复期，而非自然病程之早期，切勿草草。血气不旺，寒湿之邪久恋血脉，若祛邪不尽，正虚不补，必养虎遗患，导致病情复发，故崔公让教授守法守方去玄参，加黄芪、薏苡仁、石斛扶正通脉，冀收全功。四诊病已近临床痊愈，根据动脉硬化闭塞症的病程规律，嘱患者注意生活调养，兼以丸药缓治巩固疗效，是对"全程防治思想"的鲜活体现。

案2 孙某，男，82岁。2009年3月25日初诊。

主诉：右足疼痛、溃烂不愈3个月。患者因右足大趾端发凉、疼痛于3个月前在某处诊断为甲沟炎，行拔甲术治疗。术后出现趾端溃疡不愈，夜间疼痛剧烈。刻下症见：右足大趾无甲，趾端发黑坏死，趾腹皮色潮红；右足小趾外侧皮色紫暗，小趾内侧糜烂破溃，分泌物较多；足背轻度肿胀，皮肤发红，外踝部有轻微浅表挤压伤。舌质红，苔薄黄，脉滑数。理化检查：双下肢PPG（光电容积描述）提示右下肢末梢循环严重障碍，左下肢末梢循环轻度障碍；双下肢ABI提示左侧0.85，右侧0.46。

辨证：高龄发病，脏腑脾肾阴阳已亏，血脉阳气不达于四末，病症已现，复因失治误致，染易毒，致脉瘀邪生，热盛肉腐，病症加剧，证属热毒炽盛。

中医诊断：脱疽（热毒炽盛型）。西医诊断：下肢闭塞性动脉硬化，Ⅳ期，溃疡和坏疽期，坏疽Ⅰ级。

治法：清热解毒，滋阴凉血。

处方：四妙勇安汤加味：当归30g，金银花20g，玄参30g，陈皮20g，甘草30g。取7剂，水煎服，日1剂。

外治法：创面清洁换药，每日1次。取创面脓性分泌物标本送实验室，细菌培养加药敏试验。

二诊（2009 年 4 月 2 日）：治疗后，创面转清洁，疼痛明显减轻，久用大剂量甘草可致水钠潴留，出现水肿，不利治疗，减甘草用量为 10g，继续服用 15 剂。

三诊（2009 年 4 月 18 日）：察创面已经渐愈合，夜晚仍觉患肢隐痛，舌质红，苔薄白，脉沉涩。调方转为化瘀通脉为主，活血通脉汤加味：当归 20g，丹参 30g，鸡血藤 30g，炮山甲 12g，陈皮 20g，薏苡仁 30g，甘草 10g。30 剂，水煎服，日 1 剂。

四诊（2009 年 5 月 20 日）：夜间静息痛症状消失，行走时间较久出现右下肢困重不适，舌质淡，苔薄白，脉沉细。证属寒湿阻络，治宜温阳散寒、化瘀通络。守方加味调治：当归 20g，丹参 30g，鸡血藤 30g，白术 15g，麻黄 12g，细辛 12g，石斛 20g，麦冬 20g，甘草 10g。20 剂，水煎服，日 1 剂。

五诊（2009 年 6 月 15 日）：临床症状消失，复查 PPG 提示：右下肢末梢循环中度障碍，左下肢末梢循环大致正常。ABI 提示：左侧 0.95，右侧：0.76。病情稳定，嘱加强患肢患足保护，勿受损伤，并继服通脉丸 3 个月。丸药缓治，巩固疗效。

按语： 本例为下肢体闭塞性动脉硬化闭塞症，Ⅳ期，Ⅰ级坏疽。中医辨证属热毒炽盛型，病势急危，当立转其势，阻止病情恶化。四妙勇安汤出自《华佗神医秘传》，原方金银花、玄参各四两，约合现在的 120g，当归、甘草各三两，约合 90g，量大力专，功效奇伟。崔公让教授应用四妙勇安汤得心应手，根据症、舌、脉表现特点，数剂即扭转病势。笔者在临床中也曾原方原量应用数例，都是遵照师意：体质较壮实，舌苔焦黄干黑，脉大洪实之证，应手取效。本例患者高龄体弱，舌不焦黑，故崔公让教授减其制而投，并辅陈皮以保胃气，是临床应变之法。

大剂量生甘草清热解毒，能使金银花、玄参清热凉血解毒功能大大加强，但久用会造成钠水潴留，肢体浮肿，不利疾病恢复，当审时度势，中病减量，防止出现副作用。二诊时，患者症状已明显缓解，遂减甘草用量至10g，又服15剂后，症状大减，邪毒已衰其大半，病情趋于平稳，以本证血脉瘀滞是关键，正虚是本，故三诊、四诊用通脉活血汤随症化裁，后以通脉丸缓治收功。进退变化，随证施治，既不能失去原则，更不能胶柱鼓瑟，不知变化，这才是中医辨证论治之精髓。

案3 王某，男，72岁。2008年11月1日初诊。

主诉：双下肢发凉、浮肿、麻木感伴间歇性跛行半个月。患者于半个月前渐现右下肢麻木、发凉，伴间歇性跛行，跛行距离不足200m。曾于当地医院就诊，诊断为动脉硬化闭塞症，给予西药治疗，效果不佳。诊查时见：双下肢肌肤干燥、爪甲增厚、变形，汗毛稀疏，双下肢平放时，足底皮肤苍黄，右重于左，贝格征（＋），双下肢胫前呈凹陷性水肿。症状以右足麻木、发凉、疼痛伴间歇性跛行为重。舌质淡，苔薄白，脉沉细弱。理化检查：双下肢彩超提示双下肢动脉硬化斑块形成，双侧股动脉下段狭窄，左下肢腘、胫前动脉狭窄，右下肢腘、胫前、胫后动脉狭窄或闭塞。双侧肾部超声提示：双肾慢性肾实质损害。双下肢电阻抗及光电容积血流图提示：双下肢末梢循环严重障碍。肱踝指数（ABI）：左侧0.44，右侧 0.13。

辨证：双下肢动脉硬化闭塞，气血不达，不耐行走。年高体衰，肾脏损伤，慢性肾炎病史，肾阳固虚，难以化气行水，水湿泛溢于肌肤，故肿；脾为运化水湿之脏，今水湿不化，脾气必虚，痰浊内生，瘀阻脉络，更阻阳气。"脾主四肢肌肉"，又主气血生化，今气血两虚，是本证关键。

中医诊断：脱疽（气血两虚型）。西医诊断：下肢动脉硬化闭塞症。

治法：健脾补气养血，温阳化瘀通脉。

处方：四君子汤合通脉活血汤。黄芪 30g，党参 20g，白术 15g，茯苓 20g，当归 20g，丹参 30g，鸡血藤 30g，炮山甲 12g，麻黄 12g，细辛 12g，薏苡仁 30g，甘草 10g。10 剂，水煎服，每日 1 剂。

二诊（2008 年 11 月 12）：服药后，双下肢麻木、发凉症状明显减轻，仍有轻度浮肿，舌质淡，苔薄白，脉沉细。上方加玄参 20g 以制细辛、麻黄之辛燥，继续服用 10 剂。

处方：黄芪 30g，党参 20g，白术 15g，茯苓 20g，薏苡仁 30g，当归 20g，丹参 30g，鸡血藤 30g，炮山甲 12g，麻黄 12g，细辛 12g，玄参 20g，甘草 10g。10 剂，水煎服，每日 1 剂。

三诊（2008 年 11 月 22）：现患者双下肢麻木、发凉、浮肿等症状已渐好转，但述近期出现腹胀，纳差，大便干结。舌质淡，苔厚腻。考虑为脾气虚运化无力，血气虚则肠道失于濡润，气虚郁滞，腑气不通。调方益气养血，行气导滞。

处方：黄芪 30g，党参 20g，茯苓 20g，白术 15g，当归

20g，枳壳 12g，厚朴 20g，焦三仙各 15g，肉苁蓉 20g，郁李仁 20g，甘草 10g。40 剂，水煎服，每日 1 剂。

四诊（2008 年 12 月 1）：临床症状基本消失，嘱其注意养护，并服用通脉丸 6 个月，巩固治疗效果。另嘱：每日生首乌 30g 泡水，代茶饮。

按语：崔公让教授认为该证病本为心、脾、肾三脏阳气衰微，病机关键在于血脉不畅或不通。本病例患者高龄体衰，且伴有慢性肾炎病史，根据局部辨证，肌肤失于气血所养，阳气随之不达，发凉、怕冷、肢麻症现；"血不利则为水"水湿不化，肢肿症出。脾胃为中焦斡旋之机，故以健脾补气养血、温阳化瘀通脉为法，方选四君子汤和通脉活血汤化裁，10 剂而症状缓解，药证合拍，其效也捷。二诊时又见师以玄参制麻黄、细辛之燥性，崔公让教授行方智圆，不落细微之处，足为后进效法。崔公让教授此处用麻黄，从未见发汗之弊，是师阳和汤方义，取麻黄温经通阳之用；细辛、辛温，温经散寒止痛，每用 12g 左右，成方煎剂，几十年未见任何不良反应，属个人用药经验。

此案妙在三诊时，患者主症已除，脾虚气滞之本证显现，崔公让教授当机立断，果断更方，可谓抓住了战机，持续 40 日调脾胃、养气血，彻底改善患者的体质，以确保长治，非胸有成竹，奚敢轻为？故选此案，冀后学临证知变通之法。

案 4 范某，男，56 岁。2009 年 3 月 2 日初诊。

主诉：左足溃烂、剧痛 4 个月余。患者平时感觉左下肢困沉、怕冷，未在意。嗜烟史 20 余年。4 个月前出现左足第 3 趾变黑、溃破，伤口不愈，夜晚剧烈疼痛，屈膝抱足，彻夜难眠，异常痛苦。于当地医院查血管彩超发现左侧足背动脉胫前、胫后动脉异常。遂至河南省某医院行 CTA 检查：①左侧股动脉远端闭塞；②左侧股深动脉起始处重度狭窄；③左侧髂内动脉自起始处闭塞；④腹主动脉远端，右侧髂总动脉混合性斑块。诊断为下肢闭塞性动脉硬化。现诊查见：左足趾呈黑色，溃烂，自发剧烈疼痛。左下肢贝格征（＋），左侧足背动脉、胫后动脉搏动消失，左腘动脉亦未触及搏动。左下肢较对侧明显萎缩，爪甲增厚、变形，毳毛稀疏。舌质红，苔薄黄，脉滑数。伤口分泌物细菌培养加药敏试验：嗜麦芽寡养单胞菌，对甲氧苄啶、磺胺甲噁唑敏感，头孢类、庆大霉素及妥布霉素等均耐药。

辨证：患者平素养生不慎，嗜烟经年，血络受损。复以为小恙微疾而忽视之，致养痈成患。肢端坏疽，疼痛剧烈，彻夜难眠，概因脉瘀肢残，热毒炽盛之故。

中医诊断：脱疽（热毒炽盛）。西医诊断：下肢动脉硬化闭塞症。

治法：清热解毒，滋阴养血。

处方：四妙勇安汤。金银花 30g，玄参 30g，当归 20g、甘草 10g。15 剂，水煎服，日 1 剂。

西药：复方新诺明片，口服，200mg（4 片），2 次／日。

外治法：清洁换药。

将养法：①严格戒烟；②患肢保暖，但禁用过热水烫洗，保持创面清洁干燥；③服西药期间，多饮白开水。

二诊（2009 年 3 月 16 日）：服完上药后，夜间静息疼痛明显减轻，可平卧休息 2～3 个小时。左足 2、3 趾已干燥，无分泌物。舌质红，苔薄白，脉沉涩。热势渐退，感染已经得到有效控制，停服复方新诺明片。

治法调整：活血化瘀，滋阴凉血。

处方：当归20g，丹参30g，鸡血藤30g，金银花30g，玄参20g，炮山甲12g，石斛20g，麦冬20g，甘草10g。10剂，水煎服，每日1剂。

手术清创：行左足2、3趾清创截肢术。沿坏疽界面清除坏疽趾，咬骨钳剔除多余骨，修平骨断面，创面不缝合，创口约3cm×4cm，无菌包扎。坏死组织标本送细菌培养加药敏试验。

三诊（2009年3月27日）：复诊时发现病截趾创面覆盖有灰黄色坏死组织，只有少量肉芽组织呈淡红色，大多苍白。舌质红，苔薄黄，脉滑数。调整处方为四妙勇安汤：当归20g，金银花30g，玄参20g，甘草30g。7剂，水煎服，每日1剂。

创面换药：创面细菌培养示粪肠球菌（＋），四环素、万古霉素敏感，余均耐药。根据药敏试验结果，创面清洁后，采用磺胺嘧啶银与氯霉素粉交替撒布于创面，无菌敷料包扎，每日2～3次。

四诊（2009年4月4日）：复诊时已见创面分泌物明显减少，有肉芽颗粒红润，生长良好。舌质红，苔薄白，脉沉涩。处方：当归20g，丹参30g，鸡血藤30g，金银花30g，玄参20g，炮山甲12g，石斛20g，麦冬20g，甘草10g。10剂，水煎服，每日1剂。

外治：创面涂布抗绿生肌散及仲景药霜（注：两方均为

崔公让教授研制的外用药），无菌敷料包扎，3 天换药 1 次。

五诊（2009 年 4 月 14 日）：以上治疗后，创面已有大量肉芽组织生长，颗粒红润，生长良好，创面分泌物减少，有上皮生长迹象。为尽快消灭创面，减少邪毒感染机会，现创面条件允许，遂决定行肉芽创面点状植皮术。术后包扎固定，24 小时后更换敷料，清洁换药，3 天 1 次。舌质淡，苔薄白，脉沉细。处方：当归 20g，丹参 30g，鸡血藤 30g，炮山甲 12g，麻黄 12g，细辛 12g，白术 15g，石斛 20g，麦冬 20g，甘草 10g。15 剂，水煎服，每日 1 剂。

六诊（2009 年 4 月 29 日）：植皮术后 15 天，皮瓣已成活，皮片与创面紧紧粘连，皮片成粉红色，创面已愈合。肢痛症状消失，舌质淡，苔薄白，脉沉细。改服通脉丸，1 日 3 次，1 次 10g，丸药缓治。

巩固治疗半年。半年后，电话随访，诸症未发，可从事轻体力劳动。

按语： 本案比较突出的是外治手术方法。有关脱疽的外科手术方法，自《内经》以来，历代均有记载和演进。崔公让教授承古研新，根据发病机制和病程规律，经过长期的临床观察和实践，认为手术清创必须选择恰当时机，即局部感染基本控制、局限，坏死组织界限比较分明，肢体血液供应有所改善。截（肢）趾过早会加重创伤，创面不愈合，坏死继续扩大；截（肢）趾过迟，则拖延病程，由于感染灶不能及时清除，始终存在邪毒侵袭的潜在威胁。所以崔公让教授根据病情的不同阶段，提出了"改善循环、控制感染、促湿转干、分离坏死、促使愈合"的外科局部处理原则。

反过来讲，尽快消灭创面，邪毒无以滋生，热毒炽盛即易解除，无邪毒腐肤蚀骨之患，则剧烈热痛之症可除。从这个角度来看，此期促使创面愈合是治疗的关键，因此不但要控制感染、改善循环，对坏疽的局部处理更需要专科医生掌握正确的手术方法。局部外科处理的正确与否，很大程度上决定着治疗效果的优劣，处理不正确，随时可能会给患者带来灾难性后果，如高位截肢，甚至危及生命。本例外科处理过程实须认真对待。

内服药治疗与外治相呼应，治内是为治外，治外实寓治内，两者是统一的。内服方药的调整心法与前述诸案有相通之处，兹不赘述。

案5 张某，男，33岁。2008年6月10日初诊。

主诉：以双足发凉、疼痛、麻木伴反复溃疡10年余为主诉来诊。双足发凉、疼痛、麻木，右足尤甚，难以行走，夜间疼痛加重。双下肢皮色苍白、粗糙、弹性差，肌肉瘦削，浅表静脉瘪陷。双足背肤色紫绀。右足大趾溃破，创面有少许白色分泌物，左足1、2、3、4趾缺如，双股动脉、腘动脉、胫前动脉、胫后动脉搏动消失。双侧桡动脉、肱动脉、尺动脉搏动消失。理化检查：PPG示双下肢末梢循环严重障碍。ABI示左侧0.5，右侧0.3。细菌培养阴性。舌质淡，苔白润，脉弦紧。

中医诊断：脱疽（寒湿阻络）。西医诊断：血栓闭塞性脉管炎。

治法：温经散寒，活血通络为法。

处方：麻黄附子细辛汤合通脉活血汤加减。当归20g，丹参 30g，鸡血藤 30g，麻黄 12g，细辛 12g，桂枝 15g，乳香 15g，没药 15g，薏苡仁 30g，陈皮 20g，甘草 10g。15 剂，日 1 剂，水煎服。

同时定期外科清洁换药，及时清除坏死组织。嘱其：①忌用热水泡脚，用温水洗脚。②缺血肢体平放，保暖，避免加压，适当活动。③保护肢体，避免外伤，防止感染。

二诊（2008 年 6 月 25 日）：用药后患者肢端苍白现象有所好转。舌质紫暗，有瘀点，苔白润。去桂枝、乳香、没药，加金银花 20g、玄参 20g 清热解毒养阴，加炮山甲 12g 通络止痛。15 剂，日 1 剂，水煎服。定期外科清洁换药，外用抗绿生肌散。

三诊（2008 年 7 月 10 日）：用药后患肢溃疡面已基本无渗出，足部尚觉发凉，但麻木、疼痛已不甚明显。舌质淡，苔白，脉细弱。四诊合参，辨之为气血两虚型，以补养气血、活血化瘀为法，用八珍汤加减：黄芪 30g，当归 20g，熟地黄 20g，赤芍 30g，炮山甲 12g，茯苓 15g，党参 20g，白术 20g，甘草 10g。15 剂，日 1 剂，水煎服。定期外科清洁换药，外用仲景药霜。嘱其服完中药后，服用通脉丸，每次 2 包，1 日 3 次，连用 2 个月。

按语： 血栓闭塞性脉管炎是主要累及四肢中小动脉的肢体动脉缺血性疾病。因肢体缺血程度不同，出现肢体不同程度的疼痛，轻者酸胀，间歇性跛行，重者出现静息痛，严重者抱足而坐，彻夜不眠，痛如汤泼火燃；皮色可出现苍白、紫绀、潮红，由于肢体供血不足，皮肤的温度明显下降，皮温下降的程度与肢体缺血的程度成正比；动脉血管狭窄或闭塞，则脉搏可减弱或完全消失；肢体缺血肌肉出现萎缩，毛发脱落，皮肤粗糙，爪甲枯槁，甚者发生坏疽，或者遗留难以愈合的溃疡。中医强调"通则不痛""痛则不通"，崔公让教授采用中药活血化瘀以"通"其脉道，符合"通则不痛"的治则。现代科学方法如导管取栓等介入方法进行治疗、血管旁路手术等使血流通畅，这些西医改善血流所谓"通"的方法，多适宜于大中血管阻塞。另外，由于烟草中含有镉，易沉积在血管壁上，吸烟后使血液黏度增强，故崔公让教授治病期间特别强调烟草的危害，反复劝说患者戒烟。崔公让教授认为瘀为发病之本，湿为本病之表现，活血化瘀应贯穿疾病治疗的始终，遵循《素问·调经论》"病在脉，调之血；病在血，调之络"，使肢体缺血症状得以改善，溃疡愈合。

案6 潘某，男，36岁。2006年11月6日初诊。

主诉：左下肢发凉疼痛，酸胀不适3年。患者于3年前左下肢出现发凉疼痛，行走后酸困疼痛感明显，渐加重，曾在当地医院诊断为脉管炎，治疗效果欠佳。曾在上级医院查左下肢彩超提示：左下肢胫前动脉，胫后动脉供血不足。左下肢股浅动脉，腘动脉闭塞，左足背动脉二维及彩色均显示不清。现症见：左下肢肌肉萎缩，变细，足弓前1/3皮色紫绀，汗毛稀疏，脱落，爪甲增厚、变形，伴有发凉，睡眠差，有静息痛，二便调。舌质红，苔薄白，脉沉细。理化检查：双下肢光电容积血流图提示左下肢末梢循环严重障碍，右下肢末梢循环基本正常。双下肢PPG提示：左侧0，右侧0.78。

中医诊断：脱疽（血脉瘀阻）。西医诊断：血栓闭塞性脉管炎。

治法：活血化瘀，养血通络。

处方：自拟通脉活血汤加减。当归20g，丹参30g，鸡血藤30g，制附片9g，炮山甲12g，陈皮20g，甘草10g。10剂，水煎服，日1剂。

二诊（2006年11月16日）：用药后患肢疼痛发凉有所减轻，行走距离也有增加，舌质红，苔薄白，脉沉细涩，为防制附子之辛热太过，加用玄参凉血化瘀。20剂，水煎服，日1剂。

三诊（2006年12月8日）：患者病情进一步好转，疼痛已经缓解，但患肢发凉较健侧仍有差异。用上方去玄参，加黄芪30g益气行血、薏苡仁30g祛湿健脾、石斛20g滋阴养血。30剂，水煎服，日1剂。

四诊（2007年1月10日）：患者左下肢发凉及困沉不适等症状基本消失，病情稳定，口服通脉丸继续巩固治疗3个月。

按语： 患者素体脾肾阳虚，寒邪客侵，寒凝血脉，又嗜烟毒，损伤脉络，气血瘀滞，阳气不能通达而致脱疽，证属血脉瘀阻，以活血化瘀、温阳通络为法，用通脉活血汤加减。通脉活血汤是崔公让教授的经验处方之一，具体药物组成有当归、丹参、鸡血藤、甘草。处方中当归养血活血、丹参行血活血，《本草经义》说"丹参，专入血分，其功在于活血行血，内之达脏腑而化瘀滞，故积聚消而癥瘕破，外之利关节而通脉络，则腰膝健而痹着行"，鸡血藤行血补血、舒筋活络，甘草协阴阳、和不调之营卫。四者相合，共成养血行血、活血化瘀之剂。全方药物精炼，组方严谨，疗效确切，化瘀而不伤正，克服了常用活血化瘀类药物辛散之弊。加用制附子，温阳通络，附子其性善走，为通行十二经之要药。炮山甲咸、微寒，入肝经血分，性善走窜，专于行散，活血散瘀之力强。陈皮燥湿理气。二诊时，患者疼痛发凉有所减轻，行走距离也有所增加，为防制附子之辛热太过，加用玄参凉血化瘀。三诊用药后，患者病情进一步好转，疼痛已经缓解，但患肢发凉，较健侧仍有差异，为寒湿之邪稽留脉络不去而致。上方去玄参，加黄芪益气行血、薏苡仁祛湿健脾、石斛滋阴养血。经过两个月的治疗，患者的病情稳定且渐趋好转。嘱患者口服通脉丸3个月。3个月后患者家属来门诊为其带药，告知现在患者已经可以从事轻的体力劳动。

案7 段某，男，22岁。2008年11月3日初诊。

主诉：双下肢反复出现红肿结节伴间歇性跛行2年。诊查见：双足爪甲增厚、变形，汗毛稀疏，左下肢外侧有一面积为10cm×1.5cm的条索状皮损区、色鲜红，皮损下方沿浅静脉走行，有一面积为8cm×1.5 cm的不规则铅褐色质硬皮损区，右下肢胫骨中段内侧及足背大隐静脉皮肤呈铅褐色，亦可触及皮下有五六处蚕豆大小结节，压痛（+），平放双下肢时，脚底皮肤苍白，左重于右，贝格征（+）。左下肢胫前、胫后及足背动脉搏动不能触及，右下肢胫前、胫后及足背动脉搏动微弱，双下肢皮温低。大便干，纳差，睡眠差，舌质红，苔黄腻，脉滑数。双下肢PPG提示：双下肢末梢循环重度障碍。肢踝指数：左侧0.23，右侧0.56。

中医诊断：①脱疽；②青蛇毒（热毒炽盛）。西医诊断：血栓闭塞性脉管炎伴游走性血栓性浅表静脉炎。

治法：清热解毒，化瘀通脉。

处方：四妙勇安汤加减。全当归30g，金银花60g，玄参60g，生甘草30g。10剂，水煎服，日1剂。嘱其患肢保暖，严格戒烟，禁用过热开水烫洗。避风寒，畅情致，劳逸适度。

二诊（2008年11月14日）：用药后，炎变区皮肤颜色变暗，红肿消退，已无新红肿结节出现，双下肢爪甲生长良好。舌质红，苔薄黄，脉滑数。药用四妙活血汤加减：全当归30g，丹参30g，鸡血藤30g，金银花30g，玄参30g，炮山甲12g，陈皮30g，石斛20g，麦冬20g，甘草10g。15剂，水煎服，日1剂。

三诊（2008年11月27日）：用药后，原色素沉着皮损区，颜色渐变淡。患者病情已经明显好转。舌质淡，苔薄白，脉沉细。应用通脉丸3个月巩固治疗，1日3次，1次10g。

按语：患者为青壮年男性，先天肾（阳）气不足，脾阳不得温煦，脾胃虚寒则气血生化不足，脉络空虚，复寒湿客侵，寒凝血瘀，瘀久化热，流注于血脉，而致脱疽，证属热毒炽盛，用四妙勇安汤加减治疗。金银花甘寒清香，甘寒清热而不伤胃，清香透达而不恋邪，既能宣散风热，又能清热解毒，故用于周围血管病急性感染期而见热证或热毒证者；玄参甘咸苦寒，凉血滋阴，泻火解毒，故用于脉管炎湿热型、热毒型及深静脉栓塞急性期；当归甘温而润，辛香善行，既可补血，又可活血，且能润肠，兼有行气止痛之功，故用于周围血管病而见血虚血滞证者；甘草甘平，泻火解毒，常用于急性感染性疾病，尚未化脓及粘连性浅表静脉炎。四妙勇安汤由此四味药物组成，有清热解毒、活血通脉之功。其运用指征是肢体肿，皮肤发红，发热、灼痛，脉数大，舌质红，苔黄厚或黑。运用四妙勇安汤时应注意：①原方组成药物不可少；②患者体质较健康；③甘草大量使用时，最多连服7剂；④有心血管系统疾病者，甘草应减量；⑤肾功能不全者慎用；⑥热毒炽盛者加生地黄30g，蒲公英60g，紫花地丁60g；⑦阴伤甚而口干、渴饮者加天花粉15g，生膏30g，知母15g，生山药30g；⑧兼湿者加土茯苓60g；⑨有水肿而小便短赤者加猪苓30g；⑩大便秘结者加大黄15g，芒硝15g。凡阳虚证见四肢畏寒、麻木、厥冷、肤色苍白、脉细数，舌质淡，胃肠虚弱，大便溏泻等禁用，误用易致阳气更虚，精血亏损。二诊时，用四妙活血汤加减以清余邪，四妙活血汤是崔公让教授的经验处方之一，由通脉活血汤合四妙勇安汤组合而成，其中当归、丹参、鸡血藤、炮山甲养血活血凉血，以补其他活血药物辛散之弊，活血而不伤阴助热，金银花、玄参凉血解毒，陈皮理气健脾，石斛、麦冬养阴生津。纵观全方，其清热解毒之功虽不及四妙勇安汤之峻猛，但也不失为化瘀凉血养阴之良方。

案8 郭某，男，28岁。2009年7月20日初诊。

主诉：左足发绀疼痛10个多月，中趾溃破两个月。患者吸烟史10年，平均15支/天。10个月前不明原因左下肢开始发凉、怕冷，左足发绀、疼痛，曾在当地医院给予活血药物，但症状缓解不明显。两个月前，第3趾开始溃破，有少量渗出，自行外敷消炎药，经久不愈，且足趾渐发黑坏死，夜间痛甚。诊查见：左下肢发凉怕冷，左足发绀、疼痛，夜间痛甚，第3趾局限性坏死，仅有少量渗出，左足趾甲增厚，左下肢腘动脉搏动减弱，胫前、胫后、足背动脉搏动消失。舌质红，苔黄腻，脉滑数。贝格征阳性。PPG：左下肢动脉末梢循环严重障碍，右下肢动脉末梢循环中度障碍。ABI：左侧 0.3，右侧 0.6。

中医诊断：脱疽（热毒炽盛）。西医诊断：血栓闭塞性脉管炎。

治法：清热解毒，化瘀通络祛湿。

处方：四妙勇安汤加减。当归 20g，金银花 30g，玄参 60g，石斛 20g，麦冬 20g，薏苡仁 30g，甘草 10g。10 剂，日 1 剂，水煎服。

定期清洁换药。嘱其：①忌用热水泡脚，用温水洗脚。②缺血肢体平放，保暖，避免加压，适当活动。③保护肢体，避免外伤，防止感染。④戒烟酒。

二诊(2009 年 8 月 2 日)：上诊后，第 3 趾坏死组织局限，周边无红肿，患肢尚有发凉怕冷症状，但已较前好转，左足紫绀、疼痛有所减轻。舌质暗，苔白，脉沉涩。去麦冬、石斛，加丹参 30g、鸡血藤 30g、赤芍 30g 加强活血化瘀通络之力。15 剂，日 1 剂，水煎服。其他治疗：局麻下用咬骨钳清除坏死组织，而后定期清洁换药，采用"蚕食"法除去残留的坏死组织。

三诊（2009 年 8 月 17 日）：经治疗后，患者坏死组织得以清除，创面无渗出，皮温较前好转，足部发绀现象已明显缓解，但创面愈合缓慢。身感疲倦，舌淡，苔薄白，脉细弱，为气血两虚之象。药用八珍汤加减：黄芪 30g，党参 20g，白术 15g，熟地黄 20g，当归 20g，芍药 30g，丹参 30g，鸡血藤

30g，薏苡仁30g，甘草10g。15剂，日1剂，水煎服。其他治疗：定期外科清洁换药。

按语：血栓闭塞性脉管炎是一种动脉、静脉同时受累的全身性血管疾病，其主要的病理变化是由于肢体血管狭窄、闭塞，引起肢体血液循环障碍和微循环障碍（缺血、瘀血）。其中动脉闭塞的部位和范围、肢体动脉侧支循环的建立、肢体肌肉的情况影响着本病的预后和转归。初期症状表现为发凉、麻木、间歇性跛行，而后逐渐发展为静息痛、溃疡、坏疽。《外科医镜》说："初起足趾微肿，木痛色变紫黑，逐渐延上至跗，而踝而胫而膝……轻脱去五趾，稍重脱去足跗，再重则膝胫脱矣。"其发生的坏疽多数为干性坏疽，可因继发感染而形成湿性坏疽。肢体局部出现固定性严重疼痛，常是发生坏疽的先兆。坏疽和溃疡可同时存在，而溃疡常可促使坏疽发展、加重。崔公让教授认为其发病之本为"瘀"，而"湿""热"为发病之标。在肢体动脉血管缺血性疾病中，多数为久病入络之血所致之血瘀、长期污秽之血所致之血瘀。以及离经之血导致的血瘀，因不通而痛，所以问题的关键是"瘀"。既已成瘀，应予散瘀，瘀去则风寒湿热就无遗留之迹点。崔公让教授在治疗此类疾病时，总原则是疏通气血，令其条达。《素问·至真要大论》说："血气者，喜温而恶寒，寒者泣而不流，温则消而去之。"又云："结者散之，留者攻之。"《素问·三部九候论》说："必先去其血脉，而后调之。"崔公让教授治疗此病的总则即遵循《素问·调经论》的"病在脉，调之血；病在血，调之络"，经过内服中药，外科清洁换药，在溃疡干燥结痂，坏死组织局限时，采用"鲸吞""蚕食"法，去除坏死组织，以防坏死组织向上蔓延。三诊后患者血液循环得以改善，症状得以好转。

案9 郑某，男，67岁。2009年7月16日初诊。

主诉：双下肢发凉半年，右足背外侧皮肤溃破半个月。症见：双下肢发凉，右足背外侧皮肤有一约2cm×3cm溃疡面，周边发红，触痛明显，右足疼痛，夜间尤甚，双下肢肌肉萎缩，足踝以远皮色苍白，皮温偏低。双股动脉、腘动脉可触及搏动，双足背动脉未触及搏动。双下肢贝格征阳性，右重于左。口渴喜饮，大便偏干，小便可，夜寐差，饮食一般。舌质红绛，苔黄燥，脉弦细。彩超示：双下肢动脉硬化，有斑块形成；右侧胫后动脉阶段性狭窄。PPG：双下肢末梢循环中度障碍。ABI：左侧0.8，右侧0.5。

既往史：糖尿病病史6年，结肠癌病史2年，脑梗1年。

中医诊断：脱疽（热毒炽盛）。西医诊断：糖尿病下肢动脉硬化闭塞症。

治法：清热解毒，凉血止痛。

处方：四妙勇安汤加减。当归20g，金银花30g，玄参30g，生地黄20g，白茅根20g，牡丹皮20g，大黄6g，细辛12g，甘草10g。15剂，日1剂，水煎服。

其他治疗：定期外科清洁换药。

二诊（2009年8月3日）：经上诊后，热毒得消，创面渗出减少，周边发红、触痛已明显缓解，边界清晰。但仍有下肢发凉，皮温偏低，行走后尚有右足疼痛不适。舌质紫暗，有瘀点，苔白，脉沉涩，为血脉瘀阻之象。方用通脉活血汤加减：当归20g，丹参30g，鸡血藤30g，麻黄12g，细辛

12g，白术 15g，赤芍 30g，制附片 9g，石斛 20g，甘草 10g。20 剂，日 1 剂，水煎服。其他治疗：定期外科清洁换药。

三诊（2009 年 8 月 24 日）：用药后，创面周边已局限，无渗出，逐渐干燥结痂，疼痛已明显减轻，肢端有白色鳞屑脱落；肢端循环有所改善，故而见皮色渐红润，有脱屑，肢体发凉好转，皮温有所升高。自觉疲倦乏力，面色苍白，舌质淡，苔薄白，脉沉细无力，为气血两虚之象。方用八珍汤加减：黄芪 30g，党参 20g，白术 15g，赤芍 30g，当归 20g，黄精 20g，玉竹 20g，熟地黄 20g，制附片 9g，石斛 20g，甘草 10g。20 剂，日 1 剂，水煎服。其他治疗：定期外科清洁换药。中药用完后，继续口服通脉丸 2 个月以巩固疗效。

按语：崔公让教授对动脉肢体缺血患者辨证治疗中特别注意脉舌的变化。他认为舌苔、脉象的变化对肢体缺血轻重、病情发展，指导临床辨证用药有着极其重要的价值。舌质淡紫为血瘀轻症；舌质紫为血瘀较重；舌质紫暗为血瘀重症。肢体轻症坏疽感染可出现黄苔，而舌质红绛或起芒刺为瘀热证，热极伤阴。肢体缺血患者常见白苔，而舌质红绛有瘀斑。舌苔的变化反映病情的变化，舌苔变化由薄到腻，再到黄到黑的病情转变为逆，由黑到黄到腻到薄的病情转变为顺；脉象多弦滑、弦细、弦涩，为瘀为痰。崔公让教授认为此病本为脾肾阳虚，阳不能鼓动脉搏，气滞血瘀，瘀血郁久，脉络阻塞，瘀久化热，热则肉腐，而成脱疽。治疗上着重温阳补虚、活血化瘀，依其不同病程阶段，给予灵活加减，辨证用药，遵循《素问·调经论》"病在脉，调之血；病在血，调之络"。同时患者有糖尿病，对其血糖的控制亦不能忽视，这是促进溃疡愈合的前提之一。此外，定期清洁换药，以防创面感染。在溃疡干燥结痂后，为促进肢体循环进一步改善，嘱其口服自制中成药通脉丸3个月以巩固疗效，从而达到"脉道以通，血气乃行"的目的。

案10 王某，男，57岁。2009年4月19日初诊。

主诉：糖尿病史5年，右足疼痛、溃破2个月。症见：右足肿胀，足底外侧缘皮肤溃破，有大量坏死组织，渗出较多，呈脓性，味臭，溃疡面约4cm×3cm大小，溃烂较深，已至跟骨，溃烂面周围皮肤发红，右足皮温低。双侧股动脉可触及搏动，双侧腘动脉搏动减弱，双胫后动脉、足背动脉未触及搏动，双下肢贝格征阳性。舌质红，苔黄稍腻，脉弦数。腹主动脉及双下肢动脉MRA示：①腹主动脉、双下肢动脉硬化性改变。②左侧胫前、胫后、腓动脉多发节段性狭窄，足底、足背动脉未见显影，考虑为狭窄。③右侧小腿动静脉瘘。

辨证：患者为老年男性，脏腑功能减退，气血运化不足，致脉络瘀阻，日久瘀而化热，致肉腐骨脱。

中医诊断：脱疽（热毒炽盛）。西医诊断：糖尿病下肢动脉硬化闭塞症。

治法：清热凉血，化瘀通络。

处方：四妙勇安汤合通脉活血汤加减。当归20g，玄参30g，金银花20g，赤芍60g，丹参30g，鸡血藤30g，炮山甲12g，陈皮15g，甘草10g。20剂，水煎服，日1剂。

其他治疗：溃疡面外科清洁换药，日1次。用双氧水稀释液冲洗溃疡面，并逐步剪除部分坏死组织，碘伏纱布清洁覆盖包扎固定。医嘱：保持创面清洁，干燥。勿用过热开水烫洗，严格控制饮食，及时监测空腹及餐后血糖。

二诊（2009年5月10日）：右足疼痛较前减轻，溃疡面可见新生红色肉芽组织生长，周围皮肤发红基本消退，但四肢发凉仍然明显。舌质淡，苔薄白，脉沉细。处方：熟地黄30g，制附片9g，细辛15g，麻黄12g，丹参30g，白芥子6g，姜炭6g，生甘草10g。15剂，水煎服，日1剂。其他治疗：溃疡面坏死组织上掺撒自制抗绿生肌散以提脓祛腐、解毒活血，外涂自制仲景药霜以祛腐生肌、煨脓长肉，两药合用，隔日清洁换药1次。同时行分泌物培养加药物敏感试验。

三诊（2009年5月25日）：用药后，创面渐趋愈合，下肢发凉症状亦得到改善。舌质暗，苔薄白，脉沉细涩。处方：当归20g，丹参30g，鸡血藤30g，黄芪20g，党参20g，陈皮20g，薏苡仁30g，甘草10g。20剂，水煎服，日1剂。其他治疗：隔日清洁换药，根据分泌物培养加药物敏感试验结果，先用双氧水稀释液冲洗，后用生理盐水冲洗，碘伏纱布外周皮肤常规消毒，剪除部分外周组织，后用敏感药物阿米卡星湿纱布覆盖创口，并清洁包扎固定。

四诊（2009年6月11日）：右足肿胀已完全消退，溃破处干燥局限，溃疡面约1.5cm×1cm大小，溃疡面周围见大量上皮组织向中央爬行。舌质暗，有瘀点，苔薄白，脉沉细。处方：当归20g，丹参30g，鸡血藤30g，玉竹20g，石斛20g，麦冬20g，炮山甲12g，黄芪30g，陈皮30g，甘草10g。20剂，水煎服，日1剂。其他治疗：创面局部清洁换药，碘伏常规消毒覆盖创口，包扎固定。

按语：本案是在消渴病的基础上发展而来的，消渴病的基本病机为燥热偏盛，阴精亏耗，病久则阴消气耗，而致气阴两伤，运化无力；气滞血瘀，阴虚寒凝。若瘀血、湿浊阻滞脉络，营血瘀滞，日久化热，或患肢破损，外感邪毒，热毒蕴结，而致肉腐、筋烂、骨脱。本案证属热毒炽盛，方以四妙勇安汤合通脉活血汤加减。其中甘草用量较大，助玄参、金银花清热解毒凉血；赤芍用至60g，以助清热凉血、行瘀消肿止痛。二诊时热毒渐消，阳虚之象明显，以阳和汤合麻黄附子细辛汤加减以温阳化瘀。三诊时患者气虚血瘀之象明显，药用通脉活血汤加减。崔公让教授常将脱疽分为寒湿阻络、热毒炽盛、血脉瘀阻、气虚两虚四型，指出疾病是在不断发展的，要根据具体症状合理选择用药。同时，崔公让教授强调中医外治与内治相结合，外治在内治改善循环的基础上给予清创，有助于伤口早日愈合。本病例使用崔公让教授自制的抗绿生肌散及仲景药膏局部外敷。抗绿生肌散以抑制绿脓杆菌的生长，提脓祛腐，解毒活血；仲景药膏是以乳剂为基质所配制的膏体，具有pH为5.5～7.8的中性特点，对创面无刺激，无毒性，不油污衣服，具有亲水性，能与药物的水溶液充分混合，柔软润泽，长期使用不致过敏。崔公让教授在此类基质内加入透明脂酸酶、糜蛋白酶、蜂乳、维生素E、含锌类药物、扩血管药物及抗感染药物，可以保护创面，分离坏死组织。二者结合使用以化腐生肌、煨脓长肉。经以上内外结合治疗后，可见患者溃疡面逐渐愈合，大量肉芽组织生长新鲜，溃疡周围上皮组织向中央爬行。

二、股肿案

案1 刘某，男，48岁。2009年7月3日初诊。

主诉：左下肢小腿肿胀、疼痛，活动受限5天。患者5天前不明原因左下肢突然肿胀、疼痛，当时未给予治疗，1天前至郑州某医院查下肢静脉彩超：左小腿肌肉间多发血栓形成。现症见：左膝以远肿胀，呈非凹陷性，疼痛，活动受限，无寒战、发热、咯血、胸闷、胸痛等症状。左小腿肚有饱满紧韧感，肌张力增高，压痛明显，皮温升高，浅表静脉裸露，膝下15cm，左下肢较右下肢增粗4cm，Homans征（直腿伸踝试验）（+），Neuhof征（尼霍夫征）（+）。饮食、睡眠一般，二便自调。饮食可，大便干，小便黄赤。舌质红，苔黄腻，脉滑数。

中医诊断：股肿（湿热瘀阻）。西医诊断：左下肢深静脉血栓形成。

治法：清热利湿，活血化瘀。

处方：四妙勇安汤合赤芍甘草汤加减。当归20g，赤芍60g，金银花30g，玄参30g，两头尖12g，茯苓皮30g，陈皮20g，大黄9g，甘草10g。10剂，日1剂，水煎服，分早晚温服。

二诊（2009年7月14日）：左小腿疼痛及肿胀明显减轻，测下肢同周径左大于右3cm，大便1日2次，饮食及睡眠情况良好。舌质暗、有瘀斑，苔薄白，脉细涩。辨证为血瘀型。在上方的基础上赤芍、大黄减量，去金银花、玄参，加茜草

20g、泽兰20g凉血化瘀，水蛭20g破血逐瘀。15剂，日1剂，水煎服。

三诊（2009年7月30日）：患肢尚有肿胀，测下肢同周径左侧大于右侧1.5cm，较前明显好转，但长时间站立后患肢困沉无力，浅表静脉充盈不明显，皮肤色泽变淡，大便1日1次。舌体淡胖，有瘀斑，苔薄白，脉沉细。此为脾虚血瘀之象。治以益气健脾、活血化瘀，方以四君子汤合赤芍甘草汤加减：黄芪30g，党参20g，白术15g，茯苓20g，当归20g，赤芍30g，两头尖12g，陈皮20g，水蛭20g，甘草10g。20剂，日1剂，水煎服。

按语： 中医学认为，下肢深静脉血栓形成属于"脉痹""瘀血""瘀血流注""肿胀"等范畴。中医学对深静脉血栓形成认识久远，早在两千多年前的《内经》就有相关论述。《素问·平人气象大论》中记载"脉涩曰痹"；《素问·痹论》载"痹，在于脉则血凝而不流"；《素问·调经论》载"血气不和，百病乃变化而生""风雨之伤人也，先客于皮肤，传入于孙脉，孙脉满则传入于络脉，络脉满则输于大经脉，血气与邪并，客于分腠之间，其脉坚大……实者外坚充满，不可按之，按之则痛。……寒独留，则血凝泣，凝则脉不通"。崔公让教授认为该病的主要病机为"湿、热、瘀、虚"，整体观念和辨证论治是中医学的精髓。崔教授对本病进行辨证施治时，根据其证候特点，既重视患肢的局部表现，也强调患者全身的脏腑功能、气血阴阳盛衰情况。在临证时，崔教授审病求因，注重分期，将其分为三个阶段，在不同的发病阶段其主要矛盾也有不同。初期以"湿、热、瘀、虚"为主，主要表现为肿胀、疼痛,在此阶段,中医给予清热利湿、活血化瘀之品;中期以"瘀、湿、虚"为主,治以活血化瘀、祛湿通路,此时中药不宜过于偏寒;最后的阶段以"虚、瘀"为主,而"湿"则渐退,以益气健脾、活血通脉为主治疗。

赤芍甘草汤基本组成为赤芍60g、陈皮30g、当归20g、两头尖12g、薏苡仁30g、甘草30g。方中赤芍以凉血散瘀止痛为长,善清血分实热,大剂量有泻下之功,使湿热之邪从下而解。《药品化义》载:"赤芍,味苦能泻,……入六一顺气汤,泻大肠闭结,使血脉顺下。以其能主降,善行血滞,调女人之经,消瘀通乳。以其性禀寒,能降热烦,祛内停之湿,利水通便。较白芍味苦重,但能泻无补。"当归养血活血。二者合用,使邪去而不伤正,共为君药。方中重用甘草为臣药,助君药以祛湿化瘀。甘草的常规用量为3～10g,但据病情可以大剂量应用。正如清·汪昂所说:"凡仲景之甘草汤、甘草芍药汤、炙甘草汤、桂枝、麻黄……无不重用甘草,赞助成功。"两头尖、薏苡仁合用以清热祛湿、化瘀通络,共为佐药。陈皮燥湿理气,气行则血行,为使药。诸药相合,共奏清热凉血、祛湿通络、活血化瘀之效。

本案患者为中年男性,素食肥甘厚味,有吸烟、饮酒嗜好,湿热内生,血流缓慢,瘀血成形,湿热瘀相互交结,闭阻脉道而成股肿。初次来诊为突然肿胀5天,为急性期,表现为湿热型,热重于湿,给予赤芍甘草汤加减,以清热利湿、活血通络。当归、赤芍活血止痛;金银花、玄参清热解毒,《洞天奥旨》说"诚以金银花少用则力单,多用则力厚而功臣也",故用金银花为30g;茯苓、两头尖清热除湿消肿止痛;

大黄清热解毒祛瘀通经。津液不能正常输布、代谢，湿邪形成黏性的病理产物，稀薄为"饮"，稠厚为"痰"，痰凝互结，亦影响气血运行。崔公让教授在治疗这些疾病时，除特别强调除湿祛瘀外，认为还应该注意饮与痰互结后，需采用行气的方法治疗。正如朱丹溪所说："善治痰者，不治痰而治气，气顺则一身之津液亦随气而顺矣。"治疗肢体静脉功能障碍性疾病，崔公让教授遵照朱丹溪的用药规则，加重陈皮等理气药物，使疗效更为显著。二诊时，患肢疼痛、肿胀明显减轻，但血瘀之象明显。在上方中，减赤芍、大黄用量，去金银花、玄参，加茜草、泽兰凉血化瘀，水蛭破血逐瘀。三诊时以"虚""瘀"为主，药用四君子汤及赤芍甘草汤益气健脾、化瘀通络。三诊后，症状明显缓解，嘱其口服通脉丸，穿医用弹力袜，以巩固治疗，促进侧支循环建立，防止并发症。

案2 李某，女，29岁。2008年12月5日初诊。

主诉：左下肢肿胀疼痛10天。患者行剖宫产术后一直卧床休息，于10天前出现左下肢肿胀、疼痛，活动受限。在某医院诊治，彩超示：左下肢深静脉血栓形成。给予对症治疗后，饮食一般，夜寐差，小便黄，大便偏干。舌质暗红，苔白腻，脉滑数。

中医诊断：股肿（湿热瘀阻）。西医诊断：左下肢深静脉血栓形成。

治法：清热利湿，活血化瘀。

处方：四妙勇安汤合赤芍甘草汤加减。当归20g，赤芍60g，玄参30g，金银花30g，两头尖12g，木香6g，水蛭15g，萆薢20g，陈皮20g，甘草10g。10剂，日1剂，水煎服。

其他治疗：芒硝 1000g，冰片 10g，装入布袋内局部外敷。

二诊(2008 年 12 月 15 日)：左下肢肿胀较上诊有所减轻，皮色略发红，疼痛已明显减轻，时觉下肢困沉乏力，纳眠均可。舌质紫暗，苔白腻，脉细涩。守上方加减如下：减木香、萆薢、玄参、金银花，加白术 15g 以补中益气，加茜草、泽泻以增强祛湿之功。10 剂，日 1 剂，水煎服。其他治疗：芒硝 500g，冰片 5g，装入布袋内局部外敷。

三诊（2008 年 12 月 24 日）：左下肢仍稍有肿胀，皮色略发暗，行走时仍偶有疼痛，纳眠均可。舌质淡，舌体胖大，苔薄白，脉沉涩。此为脾虚血瘀之象。治以益气健脾、活血化瘀，上方去茜草，加党参 20g、山药 20g 以益气健脾。20 剂，日 1 剂，水煎服。中药用完后，口服补气活血通脉丸以巩固治疗，连用 3 个月。

按语：明代王肯堂所著《论治准绳》中指出，妇女产后"腰间肿，两腿尤甚，此瘀血滞于经络……"说明中医学早已认识到深静脉血栓形成的原因及其临床表现。明代张介宾著《景岳全书》，不但记载了深静脉血栓形成的病机为"产后瘀血流注……气凝血聚为患也"，而且提出血瘀应使用"行气和血"的治疗方法。清代唐容川著《血证论》，对深静脉血栓形成则有更详细的论述，如"瘀血流注，四肢疼痛肿胀，宜化去瘀血，消利肿胀"，"有瘀血肿痛者，宜消瘀血"，"瘀血消散，则痛肿自除"，"瘀血流注，亦发肿胀，乃血变水之证"，指出"此与杂证水肿有别"。这说明中医学对深静脉血栓形成有了相当详细的认识，不但记载了深静脉形成的临床表现，而且提出了重要的治疗方法。这种认识与治法一直指导着我国两千多年来的医学实践，并在后世医书中不断充实完善，为后世临床治疗和研究深静脉血栓形成提供了可靠的依据。崔公让教授在继承前人经验的基础上，经过多年的临床实践体悟和总结，认为瘀血既是下肢深静脉血栓形成发病过程中的主要病理产物，又是致热、致湿的重要因素。湿、热、瘀相互为患，是病变早期的主要病理特点，而瘀血阻络贯穿于疾病的始终，是病机之关键。

患者为青年女性，因剖腹宫产后长期卧床，气机不利，气滞血瘀于经脉之中，致营血回流不畅，瘀滞脉络，瘀而化热而致诸症。初诊时患者以湿热瘀阻为主，给予赤芍甘草汤加减。当归为血中之气药，行血补血，赤芍能于血中活滞，水蛭破血逐瘀消癥，三者合用以活血化瘀。金银花合玄参以清热。木香行气止痛，兼有健脾之功，陈皮理气健脾燥湿，再配以萆薢、两头尖祛湿清热之品，共起行气止痛、祛湿清热之效。甘草缓急止痛，调和诸药。二诊时，湿热瘀阻之象已有所缓解，但因气机阻滞，经脉不畅，营卫回流受阻则聚而为湿，湿瘀脉络之象明显，故用祛湿化瘀汤加减以活血破瘀、祛湿通络。赤芍清热凉血、散瘀止痛，与当归、水蛭合用，共起活血化瘀之效。白术为补中益气要药，与陈皮、甘草合用，取其益气健脾之功，脾为后天之本，脾气足则运化水湿之力强，加茜草、泽泻以增强祛湿之功。三诊时，湿瘀脉络之象已渐有消减，但久病耗伤气血，气虚血瘀之象明显。故去茜草，加党参、山药。党参益气兼有补血之功，合以山药，共起益气健脾之效。《素问·至真要大论》云："诸湿肿满，皆属于脾。"故崔公让教授在对下肢肿胀的患者进行辨治时，常注重健脾药的应用，健脾以渗湿，健脾以益气化瘀，往往能够收到较好的疗效。

案3 姜某，女，69岁。2009年7月3日初诊。

主诉：左下肢肿胀疼痛两月余。两月余前无明显诱因出现左下肢肿胀、疼痛，活动受限，在当地医院行左下肢静脉造影提示：左下肢深静脉血栓形成。给予活血化瘀等治疗，效果欠佳，今为进一步治疗而来诊。症见：左下肢自胫骨中段以下至足踝轻度肿胀，呈非凹陷性，皮温略高，纳差，眠可，二便调。舌质紫暗，苔薄白，脉沉弦细。

中医诊断：股肿（脾虚血瘀）。西医诊断：左下肢深静脉血栓形成。

治法：益气健脾，活血化瘀。

处方：四君子汤合赤芍甘草汤加减。黄芪30g，当归20g，茜草20g，泽兰20g，赤芍30g，两头尖12g，萆薢30g，薏苡仁30g，陈皮20g，丝瓜络20g，甘草10g。10剂，水煎服，日1剂。分早晚温服。

二诊（2009年7月13日）：用药后，左下肢自胫骨中段以下至足踝肿胀减轻，已不再疼痛，纳眠均可。舌尖红，苔薄白，脉沉细数。患者舌见热象，守上方减陈皮、黄芪、萆薢，加金银花30g以清热解毒，水蛭20g以活血化瘀，牡丹皮20g以清热凉血、活血化瘀。10剂，水煎服，日1剂。

三诊（2009年7月24日）：用药后患肢左下肢自胫骨中段以下至足踝肿胀消失，无不适症状。舌红，苔薄白，脉沉细数。肿胀消失，热象渐退，减金银花、水蛭。20剂，水煎服，日 1 剂。

按语： 本案患者为老年女性，素体脾虚，健运失司，不能化湿。患病时节为长夏，气候湿热，内湿外湿相合。同时患者行腰椎手术，损伤机体筋肉骨脉，血脉破损，溢血成瘀，瘀血阻于脉络，营血回流受困，因为水中有血，血中有水，血流不畅，血中之水溢于脉外而为肿，证属脾虚血瘀。益气健脾以四君子汤加减，该方来自《伤寒论》，治疗以益气健脾为主。脾胃为后天之本、气血生化之源，方中人参为君，甘温益气，健脾养胃；臣以苦温之白术，健脾燥湿，加强益气助运之力；佐以甘淡茯苓，健脾渗湿，苓术相配，则健脾祛湿之功益著；使以炙甘草，益气和中，调和诸药。四药配伍，共奏益气健脾之功。针对该病股肿，证属脾虚血瘀型，崔公让教授认为应以益气健脾、活血化瘀、祛湿通络消肿为法。药用赤芍甘草汤基础方加四君子汤加减，加黄芪、薏苡仁益气健脾渗湿，脾健则气血生化有权；加茜草、泽兰、萆薢、丝瓜络以清热祛湿通络。但因患者年迈，赤芍用量减小，以免气血衰，活血而伤血。二诊时，下肢肿胀、疼痛均有减轻，但舌见热象，上方中减陈皮、黄芪、萆薢，加金银花以清热解毒，水蛭以活血化瘀，牡丹皮以清热凉血、活血化瘀。三诊时，患者肿胀消失，热象渐退，去金银花、水蛭。服用药物的同时穿医用弹力袜巩固疗效。

案 4 刘某，男，78 岁。2009 年 7 月 24 日初诊。

主诉： 左下肢肿胀月余。患者两月前患者在当地医院行"胃切除"手术。近一月来左下肢出现肿胀，在当地做彩超示：左下肢深静脉血栓形成。在当地按"静脉栓"治疗，症状有所缓解，现仍有肿胀。症见：左下肢自股骨中段以下肿胀明显，皮色发亮，时觉胀疼。纳差，乏力，不欲动。舌尖红，苔白，脉沉细弱。

既往史：患高血压病 20 年。

中医诊断：股肿（脾虚血瘀）。西医诊断：左下肢深静脉血栓形成。

治法：益气健脾，活血化瘀。

处方：四君子汤合赤芍甘草汤合加减。黄芪 30g，党参 20g，云苓 20g，茜草 20g，泽兰 20g，赤芍 60g，薏苡仁 30g，水蛭 20g，甘草 10g。15 剂，日 1 剂，水煎服，分早晚温服。

二诊（2009 年 8 月 10 日）：左下肢自股骨中段以下肿胀明显减轻，皮纹理疏松，胀疼减轻。不欲饮食，仍觉乏力，舌脉同上，辨证同前。茜草、赤芍药性偏凉，大剂量用久恐造成寒凝，不利于祛瘀，故将茜草去之，赤芍减半。脉络瘀阻症状减轻，久用大量逐瘀药恐伤机体正气，方中有水蛭破血逐瘀足矣，故将泽兰去之。因患者不欲饮食，仍觉乏力，加陈皮理气健脾，白术补气健脾、燥湿利水。15 剂，日 1 剂，水煎服。

三诊（2009 年 8 月 25 日）：左下肢有轻微肿胀，胀痛消失，饮食改善，行走较前有力，可行走 300m 不觉累。给予通脉丸 3 个月。建议穿医用弹力袜。

按语： 该例患者为老年男性，胃切除术后脾胃虚弱，津液无以运化，水湿内停，阻于脉络而成瘀。脾胃亏虚则气血生成乏源，气亦无力运血，加重脉络瘀阻，血中津液外泄化湿而致股肿。初诊时证属脾虚血瘀，用赤芍甘草汤合四君子汤加减治疗。黄芪补气升阳，利水消肿。党参、云苓、薏苡仁益气健脾祛湿。茜草、赤芍凉血活血。泽兰活血祛瘀、利水消肿，李时珍谓本品"气香而温，味辛而散""肝郁散""脾气舒""则三焦通利……故能治水肿"。现代研究表明，水蛭有抗血栓形成和抗凝作用，有溶栓的作用，抗血小板作用，可降低血液黏稠度。甘草调和诸药。诸药合用，共奏健脾益气、活血祛湿之功。二诊时，患肢肿胀明显减轻，皮纹理疏松，胀疼减轻，不欲饮食，仍觉乏力。在上方的基础上加减治疗。茜草、赤芍药性偏凉，大剂量久用恐造成寒凝，不利于祛瘀，故将茜草去之，赤芍减半。脉络瘀阻症状减轻，久用大量逐瘀药恐伤机体正气，方中有水蛭破血逐瘀足矣，故将泽兰去之。因患者不欲饮食，仍觉乏力，加陈皮理气健脾，白术补气健脾、燥湿利水。三诊时，左下肢有轻微肿胀，疼痛消失，饮食改善，行走较前有力，可行走300m不觉累。诸症明显减轻，口服通脉丸3个月，助侧支循环的建立。

案5　张某，男，58岁。2008年11月3日初诊。

主诉：左下肢肿胀4月余，伴右下肢肿胀1个月。患者4个月前无明显诱因出现左下肢肿胀，伴困沉乏力，一直未予治疗。1个月前右下肢亦出现肿胀，至某医院就诊，彩超示：左侧腘静脉不全阻塞（陈旧性血栓并部分机化再通）。医院予以口服阿司匹林、潘生丁治疗，效果欠佳。现患者双下肢肿胀伴困沉乏力明显。症见：双下肢肿胀，以小腿部为重，皮色暗，皮温略高，肿胀活动后加重，休息后减轻，伴困沉乏力明显。纳差，眠少，二便正常。舌质淡，边有齿痕，苔薄白，脉沉涩。平素嗜好吸烟，约每天20支。我院彩超示：左小腿肌间静脉丛血栓形成，右下肢深静脉未见明显异常。

中医诊断：股肿（湿瘀脉络）。西医诊断：左下肢肌间静脉血栓形成。

治法：健脾利湿，活血化瘀。

处方：参苓白术散合赤芍甘草汤加减。党参 30g、白术 20g、茯苓 20g、山药 20g、薏苡仁 30g、两头尖 12g、金银花 30g、玄参 30g、当归 20g、赤芍 30g、水蛭 20g、炙甘草 10g。10 剂，日 1 剂，水煎服。嘱：①严格戒烟。②适当抬高患肢休息，减少运动，禁止按摩患肢。③饮食宜清淡，忌油腻、肥甘、辛辣之品。

二诊（2008 年 11 月 12 日）：用药后，左下肢肿胀较上诊有所消减，肿胀、困沉乏力活动后仍明显，纳眠均可，二便调。舌质淡，苔薄白，脉沉涩。守上方 10 剂，水煎服，日 1 剂。

三诊（2009 年 11 月 21 日）：用药后，双下肢肿胀基本消退，仍时有困沉乏力，纳眠均可，二便调，余无其他明显不适。舌质淡，苔薄白，脉沉细涩。处方：当归 20g、赤芍 30g、两头尖 12g、茜草 20g、泽兰 20g、党参 30g、白术 20g、陈皮 20g、甘草 10g。20 剂，水煎服，日 1 剂。中药用完后，嘱其口服补气活血通脉丸 3 个月，巩固治疗。

按语：患者饮食偏嗜，素好烟酒，损伤脾胃，脾气亏虚，则鼓动血行之力不足，血流缓慢而瘀滞脉络，致气血回流不畅，而致肿胀。初诊时患者以脾虚血瘀为主，药用赤芍甘草汤合参苓白术散加减以益气健脾、活血通脉。茯苓、薏苡仁均可消肿、渗湿、健脾，与党参、白术、山药健脾益气之品合用，共起益气健脾渗湿之效；配以两头尖，以增强健脾渗湿之功。金银花、玄参合用以清热。赤芍能于血中活滞，兼以清热；当归补血活血，水蛭破血逐瘀，三者合用共起活血化瘀之效。炙甘草健脾和中，调和诸药。二诊时，脾虚血瘀之象已有消减，药已对症，所以守方用药。三诊时，因气虚日久，脏腑功能低下，血瘀日久，气血瘀滞不行，故用赤芍甘草汤合参苓白术散加减以益气健脾、活血通脉。方中党参、白术、陈皮、甘草合用以益气健脾。重用赤芍，合当归以活血化瘀。泽兰合当归、赤芍以化瘀，配茜草、两头尖以渗湿健脾；甘草调和诸药。在股肿的诸多病因中，瘀血既是重要的致病因素，又是致病产物。因此谨守病因，注重化瘀是治疗的关键。此病例中患者久病耗气，《直指附遗方论》云："盖气为血帅也，气行则血行，气止则血止，气温则血滑，气寒则血凝，气有一息之不运，则血有一息之不行。"气虚而致血瘀，血瘀又阻滞和耗伤气机，因此扶助正气以化瘀的方法贯穿治疗始终，取得了较满意的疗效。肢体肿胀较轻，运动后加重，休息后缓解，肢体有显著的疲劳感，活动后肢体肤色发暗或伴有足踝部色素沉着，舌体淡胖，多有齿痕，舌苔薄白，脉沉涩。以赤芍甘草汤合参苓白术散加减，病程完全进入慢性期，病机特点为虚实夹杂，以扶正为主，兼以祛邪，重用党参、黄芪、白术健脾益气之品。

崔公让教授认为下肢深静脉血栓形成符合中医"内结之血为之血瘀"的血瘀证机理。其多因创伤或术后、产后长期卧床，致机体气血运行不畅，气滞血瘀，瘀血阻于脉络，脉络滞塞不通，营血回流受阻，水津外溢，聚湿而发。因此在治疗过程中，崔教授强调一个"瘀"字，着重一个"湿"字，贯穿一个"气"字。

案 6 王某，男，50岁。2009年6月18日初诊。

主诉：左下肢肿胀疼痛20天，加重3天。患者20天前开始出现左下肢肿胀疼痛，以小腿部位较明显。当地诊所给予抗炎治疗，症状有所减轻。3天前患者左下肢肿胀加重，渐向大腿发展。症见：左下肢肿胀疼痛，皮温略高，活动受限，无发热、寒战，无咳嗽、咯痰，无胸闷胸痛，纳眠差，二便调。舌质暗红，苔白，脉沉细。X线造影提示：左侧髂静脉及下肢深静脉陈旧性血栓形成。既往"左下肢膝部骨折术后"50天。

中医诊断：股肿（湿瘀脉络）。西医诊断：左下肢深静脉血栓形成。

治法：活血化瘀，祛湿通络。

处方：桃红四物汤合赤芍甘草汤加减。桃仁15g，红花15g，当归20g，赤芍60g，两头尖12g，泽泻20g，水蛭20g，茜草20g，泽兰20g，薏苡仁30g，陈皮20g，甘草10g。10剂，日1剂，水煎服，分早晚温服。

二诊（2009年6月19日）：用药后，左下肢肿胀明显减轻，疼痛减轻，过量运动后疼痛加重。舌质暗红，苔白，脉沉细。患者肢体肿胀程度明显减轻，守上方减赤芍用量，减去茜草、泽兰。10剂，水煎服，日1剂。

三诊（2009年6月29日）：用药后，患肢左下肢肿胀消失，时感全身乏力。舌质暗红，苔白，脉沉细。患者肿胀情况基本消失，为巩固治疗，守上方10剂，水煎服，日1剂。

　　按语:《素问·调经论》云"人之所有者, 血与气耳""五脏之道, 皆出于经隧, 以行气血, 血气不和, 百病乃变化而生"。气血是人体生命活动的基本物质。《素问·八正神明论》云: "血气者, 人之神, 不可不谨养。"气属阳, 血属阴, 载气者血也, 运血者气也, 气旺则血充, 血盛则气足, 气血调和则阴平阳秘, 百病不生, 若气血不和则阴阳失调而疾病生焉。王清任继承并发展了这一理论, 在长期的医疗实践中, 认识到气血理论的重要性, 提出: "治病之要诀, 在明白气血, 无论外感、内伤……所伤者无非气血。"受《内经》"阳主阴从"理论的影响, 在气血之中, 王清任更重阳气, 他认为"人以阳气为本……病以气虚为本", "人行坐动转, 全仗元气, 若元气足则有力, 元气虚则无力, 元气绝则死", "元气既虚, 必不能达于血管, 血管无气, 必停留而瘀", "元气亏虚损至五成时则不能动, 不能动曰半身不遂", 从而创立了气虚血瘀学说, 立益气升阳、活血通络之法。桃红四物汤来源于清代吴谦等所著的《医宗金鉴》, 由四物汤加桃仁、红花组成, 功能养血活血, 主治血瘀所致的妇女经期超前、血多有块、色紫稠黏、腹痛等。四物汤补血和血, 由当归、白芍、川芎、熟地黄组成, 以补血而不滞血、和血而不伤血为特点, 血瘀者可用之以补血, 血瘀者可用之以行血, 为治疗血病通用之方, 多用于血虚而又血行不畅的疾病, 故费伯雄曰"理血门以四物汤为主方, 药虽四味而并治三阴"。桃红四物汤在本方基础上复用桃仁、红花二味, 加重了活血化瘀功效。《医宗金鉴》用本方治疗经期超前属瘀血证者, "若血多有块, 色紫稠黏, 乃内有瘀血, 用四物汤加桃仁、红花破之, 名桃红四物汤"。方中补血养阴的白芍换为活血祛瘀的赤芍，补血滋阴的熟地黄改作凉血消瘀的生地黄，从而加强全方的活血之功。桃仁始载于《神农本草经》，为蔷薇科植物桃或山桃的种子，味苦、甘，性平，归心、肝、大肠经，功能活血祛瘀、润肠通便，主治痛经、血滞经闭、产后瘀滞腹痛、百瘕结块、跌打损伤、瘀血肿痛、肺痈、肠痈、肠燥便秘等。李东垣认为"其功有四：治热入血室，一也；泄腹中滞血，二也；除皮肤血热燥痒，三也；行皮肤凝聚之血，四也"。红花为菊科植物红花的花。汉代张仲景《金匮要略》中就有"红蓝花酒"的记载，到了《本草图经》则正式出现了红花之名。本品味辛，性温，归心、肝经，功能活血通经、祛瘀止痛。

清代唐容川著《血证论》对深静脉血栓形成有详细的论述，如"瘀血流注，四肢疼痛肿胀，宜化去瘀血，消利肿胀"，"有瘀血肿痛者，宜消瘀血"，"瘀血消散，则痛肿自除"，"瘀血流注，亦发肿胀，乃血变水之证"，指出"此与杂证水肿有别"。这说明中医学对深静脉血栓形成有了相当详细的认识，不但记载了深静脉形成的临床表现，而且提出了重要的治疗方法。这种认识与治法一直指导着我国的医学实践，并在历代医书中不断充实完善，为后世临床治疗和研究深静脉血栓形成提供了可靠的依据。崔公让教授在继承前人经验的基础上，经过多年的临床实践体悟和总结，认为瘀血既是下肢深静脉血栓形成发病过程中的主要病理产物，又是致热、致湿的重要因素。湿、热、瘀相互为患，是病变早期的主要病理特点，而瘀血阻络贯穿于疾病的始终，是病机之关键。

该患者为老年男性，年高体衰，肾阳亏虚，不能充养五脏阳气，脾阳虚不能运化水湿，心阳虚运血无力，营血运行迟缓易致血瘀。外伤后手术治疗，筋脉复加损伤，血溢脉外便成瘀。手术后久卧气机郁滞，后久卧伤气，气虚无力推动血脉运行，血脉瘀阻，不通则痛，加之气虚水湿运行失调，湿浸肌肤则肿胀。崔公让教授总结几十年诊疗经验，加入茜草、泽兰、薏苡仁等利水渗湿药物。二诊时患者肢体肿胀程度明显减轻，故减少赤芍用量，去茜草、泽兰。三诊时，患者肿胀情况基本消失，为巩固治疗，继用 10 剂。同时崔公让教授嘱患者穿医用弹力袜 3 年。医用弹力袜在周围血管疾病的治疗中有药物和手术达不到的效果，崔公让教授形象地称其为患者的"护身符"。

案 7　郭某，女，53 岁。2009 年 7 月 3 日初诊。

主诉：左下肢肿胀、疼痛 5 年。患者 5 年前左下肢自膝关节以下不明原因出现肿胀，呈非凹陷性，并伴疼痛。曾在多家医院诊疗，疗效欠佳。症见：左下肢自膝关节以下肿胀，呈非凹陷性，并伴疼痛。小腿外侧有地图样暗色斑块质硬，浅表静脉迂曲扭张。饮食可，二便调。舌质淡，苔白腻，脉细数。左下肢静脉造影提示：左下肢深静脉血栓形成。

中医诊断：股肿（湿热瘀阻）。西医诊断：左下肢深静脉血栓形成。

治法：清热利湿，活血通络。

处方：四妙勇安汤合赤芍甘草汤加减。茜草 20g，泽兰 20g，赤芍 60g，陈皮 20g，草薢 20g，两头尖 12g，金银花 30g，水蛭 20g，薏苡仁 30g，甘草 10g。10 剂，日 1 剂，水煎服，分早晚温服。

二诊（2009 年 7 月 13 日）：患者左下肢肿胀明显减轻，疼痛基本消失，小腿外侧有地图样暗色斑块，仍质硬。水湿已渐去，故去茜草、泽兰、萆薢，减少赤芍用量，加皂角刺 12g，牡丹皮 20g，生地黄 20g。10 剂。水煎服，日 1 剂。

三诊（2009 年 7 月 24 日）：患者左下肢肿胀已消失，小腿外侧原地图样暗色斑块颜色变浅，质变软。上方去皂角刺、水蛭。20 剂。水煎服，日 1 剂。坚持用药，巩固治疗。

按语：由于人们对静脉栓的认识不足，往往会错过最佳手术时间，只能采取保守治疗。本案患者为中年女性，形体较胖，嗜食肥甘厚腻，伤脾损胃，脾虚则健运失司，不能化湿，日久化热，煎熬成痰。痰湿易阻气机，气不行则血瘀，瘀血阻于肢末脉络，血不行则影响津液运行，湿聚为肿。其证属湿热瘀阻。在静脉栓的保守治疗上，中药可以发挥出非常显著的疗效。崔公让教授通过临床用药经验总结，自拟赤芍甘草汤加减治疗此病，疗效显著。方中赤芍以凉血散瘀止痛为长，善清血分实热，大剂量有泻下之功，使湿热之邪从下而解，遵循因势利导的治疗原则。《药品化义》载："赤芍，味苦能泻，……入六一顺气汤，泻大肠闭结，使血脉顺下。以其能主降，善行血滞调女人之经，消瘀通乳。以其性禀寒，能降热烦，祛内停之湿，利水通便。较白芍味苦重，但能泻无补。"当归养血活血。二者合用，使邪去而不伤正，共为君药。方中重用甘草，甘草的常规用量为 3 ～ 10g，但据病情可以大剂应用。正如清·汪昂所说："凡仲景之甘草汤、甘草芍药汤、炙甘草汤、桂枝、麻黄……无不重用甘草，赞助成功。"甘草为臣药，助君药以祛湿化瘀。两头尖、薏苡仁合用以清热祛湿、化瘀通络，共为佐药。陈皮燥湿理气，气行则血行，为使药。诸药相合，共奏清热凉血、祛湿通络、活血化瘀之效。本例患者初诊湿热血瘀之象明显，药用赤芍甘草汤加减。二诊时患者肿胀明显消退，疼痛消失，但可见小腿外侧有地图样暗色斑块、质硬，水湿渐去，去茵草、泽兰、草薢，减少赤芍用量，加皂角刺破血逐瘀散结，牡丹皮、生地黄清热凉血、活血化瘀。三诊患者临床症状基本消失，去皂角刺、水蛭，继服10剂，巩固治疗。后随访，患者情况良好。

案8 常某，男，37岁。2009年3月10日初诊。

主诉：左下肢肿胀疼痛5天。患者5天前不明原因左下肢突然肿胀、疼痛，当时未给予治疗，1天前至某医院查下肢静脉彩超：左小腿肌肉间多发血栓形成。现症见：左膝以远肿胀，呈非凹陷性，疼痛，活动受限，无寒战、发热、咯血、胸闷、胸痛等症状。饮食、睡眠一般，二便自调。舌质红，苔黄腻，脉滑数。

中医诊断：股肿（湿热瘀阻）。西医诊断：左下肢深静脉血栓形成。

治法：清热利湿、活血通络。

处方：四妙勇安汤合赤芍甘草汤加减。当归20g，赤芍60g，金银花30g，玄参30g，两头尖12g，茯苓皮30g，陈皮20g，大黄9g，甘草10g。10剂，日1剂，水煎服，分早晚温服。

二诊（2009年3月20日）：双下肢浅表静脉裸露，左小腿疼痛及肿胀明显减轻，测下肢同周径左大于右3cm，大便

1日2次，饮食及睡眠情况良好。舌质暗、有瘀斑，苔薄白，脉细涩。辨证为血瘀型。在上方的基础上赤芍、大黄减量，去金银花、玄参，加茜草20g、泽兰20g凉血化瘀，水蛭20g破血逐瘀。15剂，日1剂，水煎服。

三诊（2009年4月6日）：患肢尚有肿胀，测下肢同周径左侧大于右侧1.5cm，较前明显好转，但长时间站立后患肢困沉无力，浅表静脉充盈不明显，皮肤色泽变淡，大便1日1次。舌体淡胖，有瘀斑，苔薄白，脉沉细。此为脾虚血瘀之象。治以益气健脾、活血化瘀，方以四君子汤合赤芍甘草汤加减：黄芪30g，党参20g，白术15g，茯苓20g，当归20g，赤芍30g，两头尖12g，陈皮20g，水蛭20g，甘草10g。20剂，日1剂，水煎服。

按语：东汉张仲景首创"瘀血"病名，并认识到"血不利则为水"的病理演变。唐代孙思邈《备急千金要方》记载："气血瘀滞则痛，脉道阻塞则肿，久瘀而生热。"本案患者为青壮年男性，素食肥甘厚味，有吸烟饮酒嗜好，湿热内生，血流缓慢，瘀血成形，湿热瘀相互交结，闭阻脉道而成股肿。初次来诊为突然肿胀5天，为急性期，表现为湿热型，热重于湿，给予赤芍甘草汤加减，以清热利湿、活血通络。当归、赤芍活血止痛；金银花、玄参清热解毒，《洞天奥旨》说"诚以金银花少用则力单，多用则力厚而功臣也"，故用金银花30g；茯苓、两头尖清热除湿消肿止痛；大黄清热解毒祛瘀通经。津液不能正常输布、代谢，湿邪形成黏性的病理产物，稀薄为"饮"，稠厚为"痰"，痰凝互结，亦影响气血运行。崔公让教授在治疗这些疾病时，除特别强调除湿祛瘀外，认为还应该注意饮与痰互结后，需采用行气的方法治疗。正如朱丹溪所说："善治痰者，不治痰而治气，气顺则一身之津液亦随气而顺矣。"治疗肢体静脉功能障碍性疾病，崔公让教授遵照朱丹溪的用药规则，加重陈皮等理气药物用量，使疗效更为显著。二诊时，患肢疼痛、肿胀明显减轻，但血瘀之象明显。在上方中，减赤芍、大黄用量，去金银花、玄参，加茜草、泽兰凉血化瘀，水蛭破血逐瘀。三诊时以"虚""瘀"为主，药用四君子汤及赤芍甘草汤益气健脾、化瘀通络。三诊后，患者症状明显缓解，嘱其口服通脉丸，穿医用弹力袜，以巩固治疗，促进侧支循环建立，防止并发症。

三、臁疮案

案1　张某，男，37 岁。2008 年 10 月 30 日初诊。

主诉：双下肢肿胀伴溃疡 3 年余。患者于 3 年前曾因双下肢肿胀，在当地医院查双下肢静脉血管彩超提示双下肢广泛静脉血栓形成，给予溶栓类药物治疗（具体不详）。近 3 年，渐出现双下肢内踝处皮肤颜色变暗、瘙痒，抓搔后创面溃破，久不敛口，溃水淋漓，双下肢肿胀，内踝处皮肤颜色为棕褐色，纳眠可，二便调。舌质红，苔黄腻，脉滑数。

中医诊断：股肿合并臁疮（湿热下注）。西医诊断：双下肢深静脉栓后综合征。

治法：清热利湿。

处方：萆薢渗湿汤加减。赤芍 60g，茜草 20g，泽兰 20g，陈皮 20g，萆薢 20g，防己 15g，水蛭 20g，土茯苓 30g，甘草

10g。7剂，水煎服，日1剂，分早晚温服。

外治：自拟疮疡外洗方1加减。用淘米水配制1%～2%的明矾溶液2000mL，加入黄柏60g，黄连60g，石榴皮60g，椿根皮60g，艾叶60g。诸味中药煎汤外洗，1日2次。

二诊（2008年11月8日）：用药后，双下肢肿胀有所减轻，但仍有困重感，创面已经开始敛口并趋于干燥。舌质红，苔黄腻，脉滑数。按上诊方案，内服及外洗药物均再续用10剂。

三诊（2008年11月21日）：用药后，患肢肿胀基本消失，但局部皮色暗，皮损处皮肤质硬。舌质红，苔薄白，脉沉涩。上方减萆薢、防己、土茯苓，加用薏苡仁30g、蛤蚧20g，以助健脾祛湿、软坚散结之力。10剂，水煎服，日1剂。其他治疗：自拟疮疡外洗方外洗，用法如上，并嘱其穿医用弹力袜。

按语： 崔公让教授认为此病在治疗上应结合舌、脉、症，审因辨证，分证论治。在急性感染期宜清热利湿解毒，治疗以清为主；慢性瘀滞期与创面愈合期以"瘀""虚"为主，治疗以"通""补"为本。内服中药的同时主张用中医外治法，辨证分期，综合治疗。针对不同阶段的证型，分别给予清热、祛湿、健脾、益气、化瘀药物治疗，并结合外科清洁处理，多能取得较好疗效。臁疮相当于西医的下肢静脉性溃疡，常继发于下肢静脉瓣膜功能不全、下肢静脉曲张、下肢深静脉血栓形成后，以及下肢外伤、手术后。

在臁疮的治疗中，崔公让教授强调，首先要辨清阴证、阳证，整体调整与局部治疗相结合，配合应用中药煎汤外洗等外治法，较单纯内服中药治疗效果佳，能提高疗效，缩短病程。对于有水疱糜烂、渗出明显者宜采用有收敛燥湿止痒的药外用。本例患者为陈旧性静脉血栓，瘀血阻络，郁久化热，热盛肉腐，气血运行不畅，水湿停聚，泛溢于肌表，肌肤失养而成溃疡，证属湿热下注。治疗以清热祛湿、化瘀通络为法。茜草、赤芍凉血化瘀、祛湿利水，萆薢、防己、土茯苓、泽兰清热解毒、利水渗湿，水蛭破血逐瘀，诸药配伍，相得益彰。在此病案中，除了内服中药以外，崔公让教授认为臁疮的外治尤为重要，根据多年经验，制定了臁疮的外洗方。本方的基本组成为白矾60g、石榴皮60g、黄柏30g、椿根皮30g、艾叶30g，用淘米水约2500mL加入诸药，浸泡2小时，以武火煮沸，再用文火煮20分钟后，将药液倒入一桶状容器，趁热以蒸气熏患部，待温度降至38℃左右时，泡洗患肢，1日2次，每次约30分钟。泡洗完毕后自然晾干患肢，以无菌纱布覆盖创面。淘米水有止痒、消炎、收敛的功效，用其来煎煮中药可增强疗效；加入的淘米水量不能过少，要保证白矾溶液的浓度小于5%，浓度过高会引起组织溃烂；同时不宜用力擦洗创面，以免影响新生肉芽组织的生长；熏洗后伤口疼痛加剧，肉芽组织生长不新鲜者应停用。本方中白矾为君，性燥酸涩，善收湿止痒、化腐敛疮。现代研究表明，白矾有强烈的凝固蛋白的作用，可在疮疡表面形成一层保护膜，低浓度（1%～5%）有收敛、消炎、防腐、促收口作用，为疮疡常用外洗之品。石榴皮酸涩收敛，为臣药，《医学正宗》载其"治脚肚生疮，初起如粟，搔之渐开，黄水浸淫，痒痛溃烂，遂致绕胫而成痼疾：酸榴皮煎汤冷定，日日扫之，取愈乃止"。现在认为石榴皮中所含鞣质有较好的收敛作用，其煎剂对细菌、真菌及病毒均有一定的抑制作用。二者同用，共起收湿去腐、敛疮收口之效。黄柏、椿根皮合用以清热解毒止痒、燥湿收敛，共为佐药。艾叶既可除湿止痒、温经通络止痛，又可佐制白矾、黄柏、椿根皮之寒凉之性。诸药合用，共奏燥湿止痒、解毒敛疮之功。

本案还采用中药煎汤外洗：用淘米水配制 1%～2% 的明矾溶液 2000mL，加入黄柏 60g，石榴皮 60g，椿根皮 60g，艾叶 60g，中药煎汤外洗，1 日 2 次。7 剂后，患者双下肢肿胀已经明显减轻，创面干燥并开始有新生肉芽组织生长，其效果之佳，非单内服中药所能及。在臁疮外洗自拟方中的黄柏、石榴皮、椿根皮、艾叶诸药相和，可起到祛湿、止痒、收敛之功。现代药理研究证明，它们都有一定的杀菌、抑菌作用。三诊时，患肢肿胀基本消失，但局部皮色暗，皮损处皮肤质硬，血瘀之象明显。上方减萆薢、防己、土茯苓，加薏苡仁 30g、蛤蚧 20g，以助健脾祛湿、软坚散结之力。中药煎汤外洗处方不变继续，配合内服中药，10 天后，双下肢仅有轻度肿胀，伤口愈合良好，最后嘱其穿医用弹力袜。崔公让教授认为对于静脉血栓稳定期的患者，日常生活穿医用弹力袜可以有效改善静脉回流，减少并发症的发生，提高患者的生活质量，并形象地比喻它为静脉功能障碍性疾病患者康复的"护身符"。

案 2 李某，男，58 岁。2007 年 9 月 12 日初诊。

主诉：双下肢静脉曲张 10 余年，右下肢皮肤溃破 20 天。患者 10 余年前出现双下肢静脉曲张，未在意，渐出现下肢活动后酸胀、困沉，经休息后症状可缓解，20 天前出现右下肢小腿皮肤溃烂，故来诊。症见：双下肢浅表静脉裸露明显，迂曲扭张，甚者扭曲成团，双膝以远轻度肿胀，呈凹陷性，双足靴区皮肤呈褐色改变，右下肢小腿外踝上方皮肤溃破，约 2cm×2cm 大小。舌质红，苔黄腻，脉滑数。

中医诊断：臁疮（湿热下注）。西医诊断：双下肢静脉曲张伴溃疡。

治法：清热祛湿，和营解毒。

处方：萆薢渗湿汤加减。苍术 20g，萆薢 15g，两头尖 12g，薏苡仁 30g，牡丹皮 20g，栀子 15g，大黄 6g，白蒺藜 30g，陈皮 20g，甘草 10g。10 剂，日 1 剂，水煎服，分早晚温服。

外治：疮疡外洗方加减外洗。苏木 30g，红花 30g，艾叶 60g，白矾 60g，地骨皮 60g，10 剂，日 1 剂，水煎外洗。

二诊：用药 10 天后，双下肢肿胀已有明显减轻，右足外踝上方溃疡边界较清，渗出已明显减少，右足靴区皮肤干燥，有脱屑，仍略有肿胀。舌质暗，苔白，脉沉细无力。内服参苓白术散加减：党参 20g，茯苓 15g，扁豆 15g，陈皮 20g，薏苡仁 30g，白术 15g，苍术 15g，当归 20g，甘草 10g。12 剂，日 1 剂，水煎服。外洗药物加用透骨草 60g，以增强通络化瘀之功。

三诊：右足外踝区溃疡面缩小，可见上皮组织爬行，肉芽组织淡红，渗出减少，足靴区干燥、脱屑、皮色呈褐色改变，仍右下肢酸困不适。舌质淡，舌边有瘀斑，苔白，脉细涩。病程迁延日久，耗伤气血，内服桃红四物汤加减：黄芪

20g，党参20g，当归20g，赤芍30g，桃仁10g，红花10g，川牛膝10g，陈皮15g，甘草10g。12剂，日1剂，水煎服。外用方药同上，续用12剂。两个月后回诊时溃疡面已愈合，未见反复。

按语： 臁疮是发生于下肢经久不愈的溃疡，常继发于下肢静脉功能障碍性疾病。关于臁疮，历代医家均有较详尽的论述。《疡科心得集》载："臁疮者，生于两臁，初起发肿，久而腐烂或津淫瘙痒，破而脓水淋漓……"本病以小腿下部内外侧溃疡，经久难愈，愈后不久又溃为特征，故又称为老烂腿、裙边疮、裤口毒等。其多由久立或负重，日久耗伤气血，致小腿筋脉横解，青筋显露，瘀停脉络，影响气血运行，复因湿热下注，气血凝滞而成；或因小腿皮肤破损染毒，虫咬湿疹而诱发。病变部位大多在内踝上3寸处（内臁），内侧多于外侧，以痒痛、红肿、糜烂、溃烂、疮口下陷，边缘形如缸口为特征。本病总由湿热下注，阻遏经络，营卫不畅，气血凝滞而成。崔公让教授认为此病在治疗上应结合舌、脉、症，审因辨证，分证论治。在急性感染期宜清热利湿解毒，治疗以清为主；慢性瘀滞期与创面愈合期以"瘀""虚"为主，治疗以"通""补"为本。内服中药的同时主张用中医外治法，辨证分期，综合治疗。针对不同阶段的证型，分别给予清热、祛湿、健脾、益气、化瘀药物治疗，并结合外科清洁处理，多能取得较好疗效。臁疮相当于西医的下肢静脉性溃疡，常继发于下肢静脉瓣膜功能不全、下肢静脉曲张、下肢深静脉血栓形成后，以及下肢外伤、手术后。

臁疮多由久站，过度负重，或血脉瘀阻，臁部气血运行不畅，久而化热或小腿破损染毒，湿热下注而成。后期以"虚""湿"为主，以健脾祛湿为要；最后体现为"虚""瘀"的表现，给予益气活血化瘀之品。针对不同阶段的证型，给予清热、祛湿、健脾、益气、化瘀，经内外治法相结合系统治疗后，使热邪消、湿邪退、脾气健、气血旺、瘀血散，溃疡得以愈合。本例患者为中老年男性，脏腑功能有所减退，血流缓慢，瘀血留滞，瘀久化热，又其素有静脉曲张病史，营血回流受阻，水浸外溢，聚而为湿，湿热下注，发于下肢；湿热瘀交结，热毒成腐，而成溃疡。初次来诊表现为湿热下注，给予草薢渗湿汤加减，以清热祛湿、和营解毒。苍术、草薢、薏苡仁、两头尖除湿消肿；栀子、牡丹皮清热活血化瘀；白蒺藜祛风活血止痒；陈皮理气燥湿；大黄泻热解毒，祛瘀通经；甘草调和诸药。同时给予苏木、红花、艾叶、白矾、地骨皮外洗，以清热止痒、活血化瘀。二诊时热邪退，湿未尽除，脾虚湿盛之象明显，给予参苓白术散加减，以健脾祛湿、消肿生肌。党参补气；扁豆、茯苓、白术健脾祛湿；薏苡仁、苍术除湿消肿；当归活血化瘀。外洗方在上方基础上减地骨皮，加透骨草、地肤子以加强除湿止痒之功。三诊时以"虚""瘀"为主，给予桃红四物汤加减，以益气活血、祛瘀生新。明代缪仲淳说"抑思瘀血不行，则新血断无生理……然又非去瘀是一事，生新另是一事也，盖瘀血去则新血已生，新血生而瘀血自去，其间初无间隔"，取瘀中应补虚之意。故给予黄芪、党参以补气；当归、赤芍、桃仁、红花活血化瘀；川牛膝引药下行。外洗药方去白矾、地肤子，加芒硝，取其软坚之用。经三诊系统治疗后，溃疡愈合、下肢酸困不适等症状得以好转。

案3 吴某，女，56岁。2008年2月11日初诊。

主诉：右下肢伴溃疡4年余。4年前无明显诱因出现右下肢肿胀并溃疡，在当地诊所给予消肿及溃疡面换药等处理，效差，来诊。症见：右下肢浅静脉曲张，胫前区皮肤肿胀粗糙增厚，皮色黑暗，呈瘀积性皮炎表现，有一2cm×2cm的溃疡创面未愈，创面肉芽紫暗，有少量渗出，脓液清晰。舌质淡，苔白腻，脉细弱。

中医诊断：臁疮（脾虚血瘀）。西医诊断：右下肢静脉曲张伴溃疡。

治法：温阳通络，益气化瘀，燥湿解毒。

处方：院内制剂通脉丸内服。

外治：疮疡外洗方加减。白矾60g，石榴皮60g，苏木30g，红花30g，艾叶30g，地骨皮30g。10剂，水煎外洗，日1次。

二诊：用药10天后，原溃疡创面已局限，肉芽新鲜，基本无渗出，右下肢胫前区皮肤仍有肿胀粗糙，皮损区皮色暗，呈瘀积性皮炎表现。舌质淡，苔薄白。按上诊方案，续用20天，待创面愈合后停用外洗中药，用通脉丸巩固治疗3个月。

按语：患者为中老年女性，脾气亏虚，嗜食肥甘甜美之品，生湿助痰，瘀阻脉络，营血回流受阻，停滞于肌肤，水湿泛溢于脉外，脾虚血瘀而成臁疮。药用通脉丸温阳通络、活血化瘀，改善循环，同时用中药煎汤外洗。在臁疮的治疗中，除内服中药外，崔公让教授特别重视局部的外洗治疗，并自拟经验方疮疡外洗方，药用白矾、石榴皮、黄柏、椿根皮、艾叶。方中白矾为君，性燥酸涩，善收湿止痒、化腐敛疮。现代研究表明，白矾有强烈的凝固蛋白作用，可在疮疡表面形成一层保护膜，低浓度（1%～5%）有收敛、消炎、防腐、促收口作用，内服刺激性大，故一般只供外用，为疮疡常用外洗之品。石榴皮酸涩收敛，为臣药，现在认为石榴皮中所含鞣质有较好的收敛作用，其煎剂对细菌、真菌及病毒均有一定的抑制作用。二者同用，共起收湿去腐、敛疮收口之效。黄柏、椿根皮合用以清热解毒止痒、燥湿收敛，共为佐药。艾叶既可除湿止痒、温经通络止痛，又可佐制白矾、黄柏、椿根皮寒凉之性。诸药合用，共以燥湿止痒、解毒敛疮。此方临床应用多年，疗效肯定。

案 4 严某，男，64 岁。2008 年 7 月 2 日初诊。

主诉：左下肢静脉曲张 20 余年，左足内踝区皮肤反复溃破 3 年。20 年前出现左下肢静脉曲张，未在意，静脉曲张渐明显，左下肢活动久后酸胀、困沉。3 年前出现左下肢小腿皮肤发黑、溃烂，在当地医院诊治，溃疡面反复出现愈合后再次溃烂，今来诊。症见：左下肢浅表静脉迂曲扭张成团，行走后患肢易出现困沉乏力、酸胀不适感，患肢有轻度的凹陷性肿胀，活动后症状加重。左足靴区皮肤粗糙、增厚、瘙痒，肤色较暗、呈褐色改变等营养障碍性改变。左足内踝上方有 2cm×3cm 大小溃疡面，有黄白色液体渗出，周边发红、肿胀，压痛明显。舌质红，苔黄腻，脉滑数。

中医诊断：臁疮（湿热下注，热重于湿）。西医诊断：左下肢静脉曲张伴溃疡。

治法：清热祛湿，和营解毒。

处方：四妙勇安汤合赤芍甘草汤加减。赤芍 30g，茜草 20g，泽兰 20g，金银花 30g，玄参 20g，陈皮 20g，薏苡仁 30g，两头尖 12g，大黄 3g，甘草 10g。10 剂，水煎服，日 1 剂，分早晚温服。

外治：石榴皮 60g，白矾 60g，黄柏 30g，苦参 30g，地骨皮 30，地肤子 30g。10 剂，水煎外洗，日 1 次。

二诊：用药后，患者下肢肿胀明显减轻，溃疡面渗出减少，周边有新鲜肉芽组织生长。但是患肢皮色仍较暗，有困沉不适。舌质淡，苔白腻，脉濡缓。内服中药中去茜草、泽兰、金银花、玄参，加用党参 20g、茯苓 20g、白术 15g 以益气健脾通络。外洗方中去黄柏、苦参，加用苏木 30g、红花 30g 以增强活血化瘀之功。20 剂。

三诊：原溃疡创面已经愈合，新生肉芽组织生长良好，无须服用药物，为巩固治疗效果，治疗原发疾病，建议患者日常生活中可以穿医用弹力袜保护。

按语：崔公让教授认为臁疮多由脾虚湿盛，气虚血瘀所致，溃疡难愈的根本原因与"瘀"的存在有关，气血瘀滞，经络瘀阻，浊邪留恋，瘀滞不化。瘀为其本，溃疡为标，故而活血化瘀为治病之重。急性期湿热之象明显，治疗以清为主；慢性瘀滞期与创面愈合期以"瘀""虚"为主，治疗以"通""补"为本。崔公让教授采用的中药活血化瘀即所谓的"通"，中药内服与外洗相结合，以促进创面愈合。本例患者为中老年男性，脏腑功能减退，血流缓慢，瘀血留滞，瘀久化热；又因其长期从事体力劳动，素有静脉曲张病史，营血回流受阻，水液外溢，聚而为湿，湿热下注，湿热瘀交结，热毒成腐，而成溃疡。初次来诊表现为湿热型，热重于湿，给予赤芍甘草汤加减。茜草、泽兰、赤芍凉血化瘀；金银花、玄参清热解毒，陈皮、薏苡仁健脾燥湿，两头尖消肿祛湿、舒筋活络，甘草调和诸药。同时给予黄柏、苦参、石榴皮、白矾、地骨皮、地肤子等药物水煎外洗清热燥湿止痒、活血化瘀通络。二诊时，患肢皮色较暗，仍有困重不适，水湿停滞，脉络瘀阻，证属脾虚血瘀，药用四君子汤合赤芍甘草汤加减治疗。外洗药物中去黄柏、苦参、石榴皮、地骨皮，加用苏木、红花、透骨草、艾叶等活血化瘀类药物。三诊时患者病情稳定，穿医用弹力袜保护。经三诊系统治疗后，溃疡愈合，下肢酸困不适等症状得以明显好转。

案5　史某，女，71 岁。2008 年 4 月 23 日初诊。

主诉：左小腿红肿半年。半年前无明显诱因左小腿下 1/3 段皮肤出现片状红肿，有灼热感，触之疼痛，有瘙痒感，曾在当地医院用抗生素治疗（具体用药不详），但无明显缓解，今来诊。症见：左下肢小腿皮肤发红、肿胀，触之疼痛。舌质红，苔黄腻，脉滑数。既往静脉曲张病史 10 年。PPG：左下肢深静脉瓣膜功能不全。

中医诊断：臁疮（湿热下注）。西医诊断：左下肢静脉曲张伴溃疡。

治法：清热利湿，理气化瘀。

处方：自拟方。黄芩 15g，郁金 20g，木香 15g，桃仁 20g，水牛角 20g，浮萍 20g，蝉蜕 20g，茅根 30g，防己 12g，薏苡仁 30g，甘草 10g。10 剂，日 1 剂，水煎服。

外治：每日如意金黄膏外用，日 3 次。

二诊(2008年5月3日):用药后,左小腿炎变组织好转,皮色变淡,左下肢肿胀有所减轻,左小腿皮肤有脱屑,较干燥,仍时有瘙痒感,尚有压痛。舌淡胖,苔黄厚,脉沉细。湿热之邪渐消,但由于病程日久,耗伤气血,故脾虚湿盛之象明显。处方:藿香20g,佩兰20g,茵陈20g,草果6g,浮萍20g,蝉蜕20g,茅根30g,薏苡仁30g,水牛角20g,茯苓15g,甘草10g。15剂,日1剂,水煎服。其他治疗:每日如意金黄膏外用,日3次。

按语: 瘀积性皮炎可继发于下肢静脉曲张,又可发于下肢深静脉栓。此病再发展,则出现病变区溃疡,而成臁疮。该病为下肢静脉曲张或深静脉栓发展到臁疮的过渡阶段。《外科正宗》载"臁疮者生于两臁,初起发肿,久而腐烂或浸淫瘙痒,破而脓水淋漓……",故瘀积性皮炎应该引起我们的重视,积极治疗。此病多发于小腿下1/3或小腿下2/3,表现以皮肤营养障碍为主,皮肤干燥,脱屑,瘙痒,色素沉着,甚者有渗液。治疗上,给予准确辨证,灵活用药,内服中药配合外用如意金黄膏以清热解毒、消肿止痛,多能快速取得疗效。患者为老年女性,有持久从事站立工作史,致使血液回流受阻,引发筋瘤。长期血脉不畅,气机受阻,水液不得运化,聚而成湿,湿邪浸渍肢体,出现肢体酸困,肿胀不适;湿邪停滞,郁而化热,瘀血停留,则见病变区发红,有灼热感;气血无力达于四末,则见肢体皮肤干燥,瘙痒,脱屑,有色素沉着。初次来诊表现以湿热下注为主,给予清热利湿、理气化瘀之品。黄芩清热燥湿;郁金活血止痛,木香行气止痛,桃仁活血祛瘀;茅根、水牛角清热凉血解毒;浮萍、蝉蜕利水消肿、除湿止痒；防己除湿消肿止痛，《本草求真》说"防己，辛苦大寒，性险而健，善走下行，长于除湿、通窍、利道，能泻下焦血分湿热"；薏苡仁健脾渗湿；甘草调和药性。诸药合用，使湿热渐消，瘙痒感已明显缓解。二诊时，以脾虚湿盛之象为主，上方去黄芩、郁金、木香、桃仁、防己，加藿香、佩兰、茵陈以化湿，《本草正义》言"藿香芳香而不嫌其猛烈，温煦而不偏于燥烈，能祛除阴霾湿邪，而助脾胃正气"，加草果以芳香化湿、燥湿温中，加茯苓以健脾渗湿。内服中药的同时，给予如意金黄膏外用，以清热解毒、消肿止痛。二诊后，脾健，湿退，热除，病变区红肿热痛现象基本消失。

案6 冯某，男，63岁。2008年9月8日初诊。

主诉：左足内踝上方溃破月余。1个月前不明原因左足内踝上方开始发黑发痒，后逐渐溃破，不能自行愈合，曾在当地卫生院给予抗感染及外科换药治疗，但效果不明显，且皮损区面积逐渐扩大。症见：左下肢浅静脉迂曲扩张，小腿段稍肿胀，左足踝上方皮肤粗糙，瘙痒，有脱屑；左足内踝上方有一约3cm×4cm大小溃疡面，有黄白色液体渗出，有秽臭味，创面色暗，周边痛痒时作，发红、肿胀，有压痛，纳差，夜寐可，二便自调。舌质红，苔黄腻，脉数。既往史：左下肢深静脉血栓5年。查血常规：白细胞计数11×10^9/L，细菌培养阴性。

中医诊断：臁疮（湿热下注）。西医诊断：左下肢静脉曲张伴溃疡。

治法：清热祛湿，和营解毒。

处方：萆薢渗湿汤加减。萆薢 15g，薏苡仁 30g，茯苓 15g，白术 20g，牡丹皮 15g，陈皮 20g，白扁豆 15g，牛膝 10g，通常 10 g，甘草 10g，川芎 12g，牛膝 12 g，当归 15g。20 剂，水煎服，日 1 剂，分早晚温服。

其他治疗：定期外科清洁换药，仲景药霜外用。

二诊（2008 年 9 月 29 日）：用药后，左足内踝区溃疡面缩小，可见上皮组织爬行，肉芽组织淡红，渗出减少；足靴区干燥、脱屑、皮色呈棕黑色改变；仍有酸困不适感，但已较前好转，瘙痒感已基本消失；溃疡周边压痛不明显，下肢肿胀好转。脉细涩，舌质淡，舌边有瘀斑，苔白。气虚血瘀之象明显，方用桃红四物汤加减：黄芪 30g，党参 20g，当归 20g，赤芍 30g，茯苓 10g，桃仁 10g，红花 10g，川芎 10g，甘草 10g。10 剂，日 1 剂，水煎服。其他治疗：定期外科清洁换药，仲景药霜外用。

按语： 臁疮既称为静脉性溃疡，又称为瘀血性溃疡。从病因病理上讲，持续的静脉高压造成局部营养改变是引起静脉性溃疡的主要原因。慢性静脉高压可致微循环渗出性改变，引起微血管内皮间的红细胞和大分子增加，白细胞趋化以及炎症反应介导的损伤。由于局部损伤和抗感染能力下降，寄生于皮肤的细菌易于繁殖，造成局部溃疡的形成、扩展，影响其愈合。所以治疗上应做细菌培养，若发现有细菌生长则选用敏感抗生素对症治疗，若无细菌生长则外科清洁换药尤为重要，不容忽视。急性期红肿疼痛糜烂、渗出明显者，多因湿热毒盛，为阳证；慢性期皮色发暗，渗出不多，创面板滞，硬结明显者，为阴中之阳证；慢性期创面苍白色淡，渗出稀薄，硬结不甚明显者，为阴中之阴证。这充分体现了辨证审因，分期论治的理念。治疗上初期多因湿热邪毒为患，应以"清利"为主；慢性迁延期多因"瘀""虚"交结，治疗宜补虚化瘀。临床实践中多采用赤芍甘草汤随证灵活加减。由于本病病位表浅，局部用药可直达病所，因此，崔公让教授重视在中药内服的同时积极发挥外治疗法的优势，立足于外治之理即内治之理、外治之法即内治之法，自拟疮疡外洗方用于此病的治疗。此外，崔公让教授强调在局部辨证中要注重疮周辨证，疮周这一病变区域是脓腐与正常组织之间的区域，疮周证候表现既会因不同疾病、不同患者的邪正盛衰而不同，又可随邪正交争的发展而发生变化，可预示着疮疡的发展方向——向愈、恶化、慢性迁延。如《证治准绳·疡医·卷之二·疔疮》记载："疔之四围赤肿，名曰护场，可治……疔之四围无赤肿，名曰不护场，不可治。"若毒邪炽盛、失治、误治，则疮周腐败并向里发展，表现为溃疡加深或内陷走黄；治疗得当，正盛邪衰，则疮周气血流通，脉络通畅，托毒外出，病变组织转化为正常组织，脓腐自脱，新肉渐长，创面修复。通过对疮周证候的辨识，可抓住病机的枢纽，为临床辨证提供有力而可靠的依据，指导临床选方用药。

患者既往有左下肢深静脉血栓病史，营血回流受阻，水湿外溢，而成水肿；湿邪蕴久化热，湿热下注，热盛肉腐，则成溃疡。初次来诊表现为湿热下注，给予萆薢渗湿汤加减，以清热祛湿、和营解毒。苍术善行，走而不守；黄柏配苍术除湿清热；栀子、牡丹皮清热，苦参、土茯苓清热除湿；薏苡仁、泽泻、萆薢利水渗湿消肿，牛膝引药下行；甘草调和药性。二诊时为脾虚湿盛征象，给予参苓白术散加减，以健脾祛湿、消肿生肌。黄芪、党参补气，后者可贵之处在于健脾运而不燥；茯苓、白术补气健脾燥湿，薏苡仁、陈皮、白扁豆渗湿消肿。三诊时以"虚""瘀"为主，结合舌苔脉象，四诊合参辨之为气虚血瘀型，给予桃红四物汤加减，以益气活血、祛瘀生新。崔公让教授在治疗时特别强调"正气存内，邪不可干""邪之所凑，其气必虚"。他反复强调要遵循《内经》这段经文，在用药时要补气以达血脉。否则，脏腑衰弱，脉络不和，则病情加重。三诊后创面缩小，周边上皮组织爬行明显，表面干燥，渗出减少，肉芽生长新鲜，所用仲景药霜为崔公让教授多次试验所配制，系乳化基质内加入透明质酸酶、蜂胶浸膏、扩血管药物等的外用药物，具有pH值在5.5～7.8的中性特点，对创面无刺激、无毒性，具有亲水性，柔软润滑，并有芳香气味，用后舒适，并能保持局部湿润。潮湿环境有利于坏死组织溶解，可以调节创面的氧张力，促进血管生成，促进多种生长因子的释放，减轻疼痛，加快创面愈合速度。应用后可见局部脓性分泌物增多，并由稀淡变为稠厚，脓液增多，充分体现了中医学"煨脓长肉"的学术观点。中药内服结合外用中药制剂，加速创面愈合。

案7 吴某，男，57岁。2009年8月4日初诊。

主诉：右足内踝溃破不愈8年。8年前右小腿中下段皮肤渐增厚变硬，肤色发黑，伴溃疡，在当地医治，但症状无明显缓解，溃疡范围渐增大。6年前在某医院行手术治疗，术后症状缓解不明显，溃疡久不愈合，自行换药至今，为求进一步治疗而来诊。症见：右下肢浅表静脉裸露明显，稍有肿胀，右足靴区皮肤增厚粗糙，肤色暗黑，内踝上方有一 8cm×8cm 大小溃疡面，外踝上方可见 2cm×2cm 大小溃疡面，创面渗出较多，色暗无华，周边红肿，触痛明显。舌质红，苔黄腻，脉滑数。下肢静脉 PPG 提示：右下肢静脉瓣膜功能不全。

中医诊断：臁疮（湿热下注，热重于湿）。西医诊断：右下肢静脉曲张伴溃疡。

治法：清热祛湿，和营解毒。

处方：赤芍甘草汤加减。当归 20g，赤芍 60g，金银花 30g，蜀羊泉 20g，陈皮 20g，萆薢 15g，黄柏 20g，薏苡仁 30g，两头尖 12g，甘草 10g。15 剂，日 1 剂，水煎服，分早晚温服。

其他治疗：外科定期清洁换药，外用抗绿生肌散。

二诊（2009 年 8 月 20）：上诊后，创面渗出较前减少，色较暗，肉芽组织生长尚可，右足靴区皮肤干燥，有脱屑；湿邪困脾，日久脾虚不得运化，湿邪更盛，见患肢尚有肿胀；脾主肌肉四肢，脾脏虚则见肢体时感酸困、沉重不适，活动后症状加重；舌质淡，苔白，脉沉细无力。脾虚血瘀之象明显，方用赤芍甘草汤合四君子汤加减：党参 20g，茯苓 20g，白术 20g，当归 20g，赤芍 30g，陈皮 20g，薏苡仁 30g，两头尖 12g，甘草 10g。20 剂，日 1 剂，水煎服。其他治疗：采用邮票式植皮法植皮，定期外科换药。

三诊（2009 年 9 月 11 日）：用药后，右足内外踝区溃疡面缩小，可见上皮组织爬行，肉芽组织淡红，渗出减少；足靴区干燥、脱屑，皮色呈褐色改变；溃疡周边压痛不明显，下肢肿胀好转；患者仍有身倦乏力、活动后肢体酸困不适等现象；舌质淡，舌边有瘀斑，苔白。在上方中加入黄芪30g以助健脾化瘀。20剂，日1剂，水煎服。

　　按语：本病溃疡难愈不仅因为该患者有糖尿病病史，其根本原因与"瘀""湿"的存在有关，故崔公让教授在中医药治疗期间，着重祛湿化瘀之法。患者为中老年男性，脏腑功能有所减退，气血不足，血流缓慢，瘀血停留，瘀久化热，又静脉曲张病史20余年，营血回流受阻，水浸外溢，聚而为湿，湿热下注，而发为溃疡。初次来诊表现为湿热型，热重于湿，给予赤芍甘草汤加减以清热祛湿、和营解毒。二诊时，创面渗出较前减少，色较暗，肉芽组织生长尚可；湿邪困脾，患肢尚有肿胀；舌质淡，苔白，脉沉细无力。四诊合参，辨之为脾虚血瘀型，用四君子汤和赤芍甘草汤加减治疗。待感染控制，血液循环得以改善，由于溃疡面较大，给予邮票式植皮法，以加速创面愈合。三诊时，患者仍有身倦乏力、活动后肢体酸困不适、沉重等现象症状加重，创面周边皮肤发硬，呈褐色，舌淡，边有瘀斑，苔薄白，脉细涩，均为脾虚血瘀之象，在上方中加入黄芪30g。经治疗后，溃疡完全愈合。建议穿医用弹力袜保护。崔公让教授认为本例患者的病机为"虚致瘀，瘀致虚"，二者互为因果，使溃疡积年累月久不愈合。崔公让教授用自拟的赤芍甘草汤加减以益气健脾、活血化瘀，待肉芽生长丰富后，创面植皮治疗，内外兼治，明显缩短溃疡愈合时间。为防止溃疡再次发生，行左下肢静脉瓣膜修复术，术后穿医用弹力袜保护两年。回顾本案，崔公让教授指出，植皮时机的选择及操作方法的正确与否直接影响着皮片的成活。当创面肉芽组织生长良好，分泌物较少时，可以采用植皮术促使伤口愈合。崔公让教授强调植皮治疗能否成功，取决于植皮前的准备工作及植皮所需要的条件：植皮区创面要新鲜，肉芽组织要鲜红，生长结实，创面上不遗留坏死组织；植皮区应控制感染，尽量减少脓性分泌物；植皮区要止血完善，做到植皮下无血肿；自体皮移植皮片需要新鲜取下或取下后放入生理盐水内置于4℃冰箱内，放置时间最多不超过1周；过度增生的肉芽组织要用刀片削平；植入皮片后，用粗网眼油脂纱布将皮片固定，上方再覆以2～3层抗生素溶液纱布，外面再用敷料加压包扎。加压时压力要均匀，切勿搓揉，扭动敷料，以免皮瓣移动。若创面感染不严重，可1～2天后更换敷料；感染较重的创面，植皮后24小时就要更换敷料，换药时要特别仔细，以免将皮片撕脱，内层敷料应沿水平方向揭下。第一次更换敷料时见皮片与创面紧紧粘连，皮下无积脓，表面完整无缺，表示皮片已成活；若皮片转为粉红色，表示所植皮片与受皮区之间已建立血液循环，移植成活的皮片一般5～7天可向四周生长。外用药抗绿生肌散系崔公让教授研制，本方组成为炉甘石90%、枯矾9%、白降丹1%，以上药物共研细末，功能腐蚀平胬、抑菌抗炎。其中白降丹的主要成分为汞的氯化物，具有强大的杀菌与腐蚀能力，临床上对绿脓杆菌感染有良好的治疗作用。

案8　张某，男，47岁。2008年11月10日初诊。

主诉：左下肢静脉曲张10年，左足内踝处溃破2个月。10年前不明原因左下肢浅表静脉开始出现迂曲扭张，未予治疗。3年前，左足内踝上方开始溃破，1周后自行结痂愈合，后左小腿皮肤粗糙，色泽变暗加深，呈棕黑色，有瘙痒感。2个月前，左足内踝上方皮肤再次溃破，经久不愈，且溃疡面积渐增大。20天前在当地医院应用抗感染药物治疗，但疗效不明显。症见：神志清，精神差，面色偏黄，表情痛苦。左下肢浅表静脉裸露明显，迂曲扭张。足靴区皮肤粗糙有脱屑，伴有色素沉着，呈棕黑色，左足内踝上方有一约3cm×2cm大小溃疡面，其基底部肉芽组织暗红，周围皮肤呈湿疹样改变。下肢动脉搏动良好，皮温正常。舌质红，苔黄腻，脉滑细，饮食、夜寐一般，二便自调。血常规检查正常。下肢静脉PPG：右下肢静脉瓣膜功能不全。细菌培养阴性。

中医诊断：臁疮（脾虚血瘀）。西医诊断：右下肢静脉曲张伴溃疡。

治法：清热祛湿，益气健脾。

处方：参苓白术散合三妙散加减。党参20g，茯苓20g，白术20g，陈皮15g，薏苡仁30g，苍术15g，牛膝15g，萆薢15g，泽兰15g，甘草10g。10剂，日1剂，水煎服。

其他治疗：定期外科清洁换药，外用九一丹。

二诊（2008年11月20日）：精神可，面色暗，左足内踝区溃疡面缩小，可见上皮组织爬行，肉芽组织新鲜，渗出减少，周围皮肤湿疹样改变已干燥。仍有酸困不适感，但已较前好转，瘙痒感已基本消失。时有乏力感，脉细涩，舌质紫，苔白。证属气虚血瘀型，方用补中益气汤合桃红四物汤加减：黄芪30g，党参20g，当归20g，赤芍30g，川芎15g，桃仁10g，红花10g，茜草15g，泽兰15g，薏苡仁15g，白术15g，陈皮12g，甘草10g。15剂，日1剂，水煎服。其他治疗：

定期外科清洁换药，外用仲景药霜涂于创面。

三诊（2008年12月6日）：溃疡面边界清，周边皮瓣向中间爬行，基本无渗出，肉芽组织较前新鲜，溃疡周围无红肿，皮温基本正常，无压痛。周围上皮向中心爬行。舌质淡，苔腻，脉细涩。治以益气活血，祛瘀生新。在上方中去薏苡仁、牛膝、川芎，加当归以活血止痛。10剂，日1剂，水煎服。其他治疗：定期换药，溃疡面给予仲景药霜外敷。

按语：本例患者为中年男性，长期从事体力劳动，由于经久站立或负担重物，劳累耗伤气血，中气下陷，脾气亏虚，运化、输布津液乏力，水湿内生，湿为阴邪，易阻滞气机，血流迟缓，停而为瘀，湿瘀困阻，日久为腐，而成溃疡。患者来诊时以脾虚血瘀为主，给予参苓白术散加减以健脾祛湿、消肿生肌。脾胃属土，土为万物之母。东垣曰：脾胃虚则百病生，调理中州，其首务也。脾悦甘，给予党参、白术、茯苓益气健脾除湿；薏苡仁健脾渗湿消肿，《本草新编》说薏仁最善利水，不致耗损真阴之气，凡湿盛在下身者，最易用之。视病之轻重，准用药之多寡，则阴阳不伤，而湿病易去；苍术、萆薢健脾除湿；泽兰活血祛瘀，行水消肿；陈皮理气燥湿；牛膝活血祛瘀通经，引血下行；甘草调和诸药。二诊时湿邪渐退，创面周围组织湿疹样改变已变干，渗出减少，此期表现以气虚血瘀为主，给予补中益气汤合桃红四物汤加减以益气活血、祛瘀生新。"邪之所凑，其气必虚"，给予黄芪、党参、白术以补气；当归、赤芍、茜草、泽兰、桃仁、红花活血散瘀通经；陈皮理气；甘草调和药性。后阶段主要以益气活血祛瘀、调和气血为主。本案在口服中药的同时配合外科清洁换药。初来诊时给予九一丹外涂创面，以祛腐生新。二次来诊时，创面缩小，渗出减少，肉芽组织偏淡，临床症状表现为气虚血瘀之象，给予仲景药霜外敷，以促进肉芽组织生长。经系统治疗后，患者创面愈合，足靴区留有色素沉着，瘙痒感已基本消失。三诊时去薏苡仁、牛膝、川芎，加当归以活血止痛。崔公让教授强调外科换药时一定要注意创面的变化，每次换药要及时清除腐坏组织，为肉芽组织生长、周边上皮组织爬行创造良好的条件，同时注意不同阶段采用不同的处理方案。若初次来诊，细菌培养显示有细菌感染的创面，可给予敏感的几种抗生素交替湿敷，以防产生耐药性。待炎症消退后，可给予中药外洗或抗绿生肌散、仲景药霜外用，以祛腐生肌，促进创面愈合。同时，崔公让教授强调：如有静脉曲张或深静脉栓等病史者，积极治疗原发病是根治本病的关键。崔公让教授在本病的治疗中，深谙"外治之理，即内治之理，外治之药，即内治之药，所异者法耳"。由于外治作用更直接，用之得当，往往事半而功倍。临床实践中外治法的运用同内治一样，需要进行分期辨证施治。

案9 王某，女，53岁。2009年3月9日初诊。

主诉：右下肢静脉曲张7年，右足内踝上方溃破月余。7年前不明原因右下肢浅表静脉开始裸露明显，迂曲扭张，活动后患肢出现酸困不适，未予治疗，后症状逐渐加重。1个月前，右下肢足内踝处出现皮色暗黑、溃破，局部皮肤疼痛、瘙痒，右下肢困胀不适，至当地诊所治疗，症状无明显改善。

症见：右下肢浅表静脉裸露明显，迂曲扭张，活动后胀困不适，右足靴区皮色较暗、干燥、瘙痒、有脱屑，右足内踝上方有一 4cm×3cm 溃疡面，有黄白色液体渗出，局部疼痛，全身发热，舌红，苔黄腻，脉滑数。饮食夜寐可，二便自调。下肢静脉 PPG：右下肢静脉瓣膜功能不全。细菌培养阴性。

中医诊断：臁疮（湿热下注）。西医诊断：右下肢静脉曲张伴溃疡。

治法：清热祛湿，和营解毒。

处方：萆薢渗湿汤加减。苍术 20g，栀子 20g，牡丹皮 15g，苦参 12g，薏苡仁 30g，泽泻 20g，萆薢 15g，牛膝 10g，白术 15g，大黄 6g，甘草 10g。10 剂，日 1 剂，水煎服，分早晚温服。

其他治疗：定期外科清洁换药，外用九一丹祛腐生肌。

二诊（2009 年 3 月 20 日）：用药后，右足内踝上方溃疡开始局限，渗出已明显减少，右足靴区皮肤干燥，有脱屑，仍有肿胀。面色偏黄，舌质淡，苔白腻。证属脾虚湿盛，方用参苓白术散加减：黄芪 20g，党参 20g，茯苓 15g，白术 20g，薏苡仁 30g，陈皮 20g，牛膝 10g，当归 20g，赤芍 30g，甘草 10g。12 剂，水煎服，日 1 剂。其他治疗：定期外科清洁换药，仲景药霜外用以煨脓长肉。

三诊（2009 年 4 月 3 日）：下肢肿胀基本消退，右足内踝区溃疡面缩小，可见上皮组织爬行，肉芽组织淡红，渗出减少；仍有酸困不适感，但已较前好转，瘙痒感已基本消失。时有乏力，脉细涩，舌质淡，舌边有瘀斑，苔薄白。气虚血瘀之象明显，药用桃红四物汤加减：黄芪 30g，党参 20g，当归 20g，赤芍 30g，茯苓 10g，桃仁 10g，红花 10g，茜草 15g，泽兰 15g，陈皮 12g，甘草 10g。其他治疗：定期外科清洁换药，仲景药霜继续外用。

　　按语：患者为中老年女性，长期从事体力劳动，耗伤气血，中气下陷，下肢血液运行无力，营血回流受阻，见右下肢浅表静脉裸露明显，迂曲扭张；血流受阻，水津外溢，不得运化，患肢肿胀；水聚为湿，湿热下注，湿瘀交结不散，瘀久化热，热毒内蕴，久之成腐，而成溃疡。初次来诊辨之为湿热下注型，给予萆薢渗湿汤加减，以清热祛湿、和营解毒。苍术、白术芳香化湿，健脾消肿；牡丹皮、栀子清热解毒；苦参、泽泻、萆薢清热燥湿，除湿祛浊；薏苡仁利水渗湿消肿；牛膝引诸药下行；大黄清热泻火解毒，使湿热从下而解；甘草调和药性。二诊时，湿热渐消，以"虚""湿"为主，给予参苓白术散加减，以健脾祛湿、消肿生肌。党参、黄芪补气；茯苓、白术、薏苡仁健脾渗湿消肿；陈皮理气燥湿；当归、赤芍活血散瘀止痛；牛膝引药下行；甘草调和诸药。三诊时则湿邪基本已除，溃疡面肉芽组织生长尚可，基本无渗出，但仍有疼痛，此阶段为气虚血瘀之象，给予桃红四物汤加减，以益气活血、祛瘀生新。"邪之所凑，其气必虚"，给予黄芪、党参以补气；当归、赤芍、茜草、泽兰、桃仁、红花活血散瘀通经；陈皮理气；甘草调和药性。在口服中药的同时给予外科清洁换药，初来诊时给予九一丹外涂创面，以祛腐生新。二次来诊时，创面缩小，渗出减少，肉芽组织偏淡，临床表现为气虚血瘀之象，给予抗绿生肌散和仲景药霜交替外敷，以促进肉芽组织生长。内外治法相结合，缩短病程，加速愈合。三诊后溃疡面已愈合，病变区留有色素沉着，疼痛、肿胀已消失。崔公让教授强调：如有静脉曲张或深静脉栓病史者，积极治疗原发病是根治本病的关键。

案 10 赵某，女，46 岁。2009 年 5 月 22 日初诊。

主诉：左下肢静脉曲张 12 年，左足内踝上方反复溃破 3 年。患者 12 年前因体力劳动出现左下肢静脉曲张，未经任何诊治，3 年前出现左足内踝上方溃破，反复发作，来诊。症见：左下肢浅表静脉迂曲扭张成团，裸露明显，活动后肢体肿胀，有酸困不适感，休息或平卧后有所缓解，左小腿部皮肤呈褐色，粗糙，瘙痒，内侧有一 4cm×3cm 大小的溃疡面，表面有结痂，有脓性分泌物，周边发红、肿胀，有压痛。舌红，苔黄腻，脉滑数。细菌培养：有金黄色葡萄球菌生长。左下肢静脉造影示：左下肢深静脉瓣膜功能不全。

中医诊断：臁疮（湿热下注，湿重于热）。西医诊断：左下肢静脉曲张伴溃疡。

治法：清热祛湿，和营解毒。

处方：药用萆薢渗湿汤加减。萆薢 20g，薏苡仁 30g，苍术 20g，两头尖 12g，茜草 20g，泽兰 20g，赤芍 60g，土茯苓 20g，苦参 15g，防己 20g，陈皮 20g，甘草 10g。10 剂，日 1 剂，水煎服，分早晚温服。

其他治疗：定期清洁换药，用庆大霉素、氯霉素纱布交替湿敷创面。

二诊（2009 年 6 月 8 日）：下肢肿胀明显减轻，左足内踝上方溃疡边界较清，渗出已明显减少，左足靴区皮肤干燥，有脱屑，长时间站立后，仍有酸胀不适。舌质淡，苔白腻，脉沉细无力。处方：黄芪 30 g，党参 20g，茯苓 15g，扁豆 15g，陈皮 20g，薏苡仁 30g，白术 15g，当归 20g，甘草 10g。

12剂，日1剂，水煎服。其他治疗：清洁换药，隔日1次。

三诊（2009年6月20日）：下肢肿胀基本消退，左足内踝区溃疡面缩小，可见上皮组织爬行，肉芽组织淡红，渗出减少；活动后下肢仍有酸困不适感。舌质淡，舌边有瘀斑，苔白，脉细涩。处方：黄芪20g，党参20g，白术15g，当归20g，赤芍30g，桃仁10g，红花10g，刘寄奴20g，川牛膝10g，陈皮20g，甘草10g。12剂，日1剂，水煎服。其他治疗：清洁外科换药，外用仲景药霜煨脓长肉。通脉丸1次10g，日3次，连用3个月。

按语： 究此病根源，溃疡为标，瘀为其本，故活血化瘀通络应贯穿治病始终。创面可因毒邪感染、伤口处有异物、组织营养不良、换药不当等而经久难愈。崔公让教授强调外科换药是一定要注意创面的变化，在每次换药时要及时清除腐坏组织，为肉芽组织生长、周边上皮组织爬行创造良好的条件，同时注意不同的阶段采用不同的处理方案。若初次来诊，细菌培养有细菌感染的创面，可给予敏感的几种抗生素交替湿敷，以防细菌产生耐药性。待炎症消退后，可给予中药外洗或抗绿生肌散、仲景药霜外用，以祛腐生肌，促进创面加速愈合。本案患者为中老年男性，脾肾气虚，血流缓慢，瘀血留滞，瘀久化热，又因素有静脉曲张病史，营血回流受阻，水浸外溢，聚而为湿，湿热下注，发于下肢；湿热瘀交结，热毒成腐，而成溃疡。初次来诊表现为湿热下注型，给予赤芍甘草汤加减。苍术、草薢、薏苡仁、两头尖除湿消肿；茜草、泽兰、赤芍凉血化瘀；陈皮理气燥湿；苦参清热除湿止痒；土茯苓、防己祛湿利水；甘草调和诸药。用庆大霉素、氯霉素交替湿敷，以防细菌产生耐药性。二诊时热邪退，湿未除，为脾虚湿盛之象，给予参苓白术散加减，以健脾祛湿、消肿生肌。黄芪、党参补益中气；扁豆、茯苓、白术健脾祛湿；薏苡仁除湿消肿；陈皮理气燥湿；当归活血化瘀。三诊时以"虚""瘀"为主，给予桃红四物汤加减，以益气活血、祛瘀生新。外用仲景药霜以促进肉芽组织生长，创面愈合。经三诊系统治疗后，溃疡愈合，下肢酸困不适等症状好转。治疗静脉疾病，崔公让教授认为开通微循环是改善肢体静脉水肿的有效方法，他自制的通脉丸具有温阳通络、活血化瘀及促使侧支循环建立的作用，常用于静脉功能性疾病的巩固治疗。

四、象皮肿案

案 1　李某，男，60 岁。2018 年 8 月 10 日初诊。

主诉：右下肢肿胀 20 余天。患者 20 余天前久坐后出现右下肢小腿部红肿疼痛，不影响活动，至当地医院就诊，行彩超检查，未见报告，予抗生素、活血化瘀药物治疗，具体不详，症状明显改善，为求明确诊断及治疗，来诊。症见：现神清，精神差，右下肢肿胀，皮肤干燥，皮温较高，活动不受限。无发热，无寒战，无咳嗽、咳痰，无胸闷、胸痛、咯血，无腹泻，纳眠可，二便可，舌质暗，苔薄白，脉弦涩。既往史：高血压病史 6 年，服用硝苯地平缓释片，每天 1 粒，现血压控制可。脑梗病史 6 年，曾服用瑞舒伐他汀钙片、阿司匹林肠溶片、脑栓通胶囊治疗，现生活自理，无遗留肢体功能障碍。专科检查：右下肢膝关节以远至脚背肿胀，呈非凹陷性水肿，浅静脉无充盈，肿胀部位皮纹增厚，皮肤粗糙，皮色发红，皮温高。

中医诊断：象皮肿（湿瘀阻络）。西医诊断：右下肢淋巴水肿。

治法：活血化瘀，利湿通络。

处方：利湿通络汤加减。当归20g，赤芍60g，牡丹皮20g，生地黄20g，穿山龙30g，虎杖20g，苍术15g，黄柏15g，薏苡仁30g，甘草10g。14剂，日1剂，水煎服，早晚分服。

其他：配合烘烤绑扎疗法。

二诊：2018年8月24日。患者自诉右下肢水肿有所好转，长期坐位时仍有足踝部水肿，皮色基本正常，皮温稍高，饮食、睡眠一般，二便正常。舌质暗，苔薄白，脉弦。继续守上方，14剂。

按语：淋巴水肿多年龄段均可发病，可分为原发性和继发性，以淋巴回流障碍、淋巴管阻塞为最主要特征，临床多表现为肢体非凹陷性肿胀，反复发作，后期皮肤粗糙，状若象皮。本例患者年龄偏大，脾胃虚弱，水液不能正常输布，湿邪停留于下肢；加之久坐，气血运行不畅，湿、瘀、热蕴结于下焦，症见皮肤红肿热痛，皮温升高，舌质暗。其本为脾胃气虚，湿瘀为标。治疗当以活血化瘀、利湿通络为要。方中当归归肝、心、脾经，可行血活血，使血有所归；赤芍苦寒，走肝经，方中用量独大，可清热凉血、散瘀止痛；牡丹皮、生地黄清热凉血，善清血中郁热；穿山龙味甘、苦，性温，善于舒筋活络、活血止痛；虎杖、黄柏走肝胆经，善于利湿、清热解毒、散瘀止痛，尤其适用于下焦湿热；苍术性温，可燥湿健脾，配黄柏组成二妙散，治疗下焦湿热；薏苡仁善于利水渗湿、健脾，脾气旺则一身水湿去矣。正所谓"水来土掩"，全方健脾祛湿而不燥，脾胃之气日渐充盈，水湿之邪产生乏源；清热解毒亦不寒凉，"湿去热孤"，加之活血化瘀、通络止痛使血有所通，正常在脉管中运行；配合烘烤绑扎疗法使肌肤之间水湿之邪从汗孔而去。二诊患者肢体肿胀明显改善，皮温明显降低，查舌质、脉象，湿热之象减轻，血脉瘀滞之证较为明显，守上方不变，继续配合烘烤绑扎疗法。

烘烤绑扎疗法源于《素问·阴阳应象大论》中"其有邪者，渍形以汗。其在皮者，汗而发之"，属中医学"汗法"范畴，主要利用辐射热使患肢皮肤血管扩张，汗液渗出，局部组织间隙内的液体重回血液，进而改善淋巴循环。目前烘烤绑扎疗法有电辐射热治疗和烘炉加热两种方法。温度不宜过高，需控制在80～100℃，注意在使用过程中防止烫伤。每次烘烤治疗后，立即外用弹力绷带包扎，并观察远端血供情况，防止绑扎过紧影响血液循环。崔公让教授利用现代技术，根据患者实际情况因地制宜，根据烘烤时土壤中富含的各种金属离子及遇热后产生的远红外线有利于微循环的原理，创新制作出实用、低廉、便捷、易接受的外治方法，在本病治疗过程中取得了较为满意的疗效。

烘烤绑扎疗法具体操作方法：①挖一直径为30cm宽、1m深的壶形地窖，也可用稍大直径的铁桶或不锈钢桶，桶内壁用泥巴涂抹均匀，厚度在10cm左右即可。800W的电炉一个，砂轮一个，纱布绷带数卷。②把砂轮放置于电炉上，通电，先把地窖或桶内泥巴烘烤干。③清晨起床后，将患肢伸入地窖或桶中，烘烤至肢体汗出成滴落下为止。④烘烤完毕后，用绷带绑扎，松紧适度，至临睡前解开。

烘烤绑扎疗法注意事项：①在进行患肢烘烤前，一定要先把地窖烤干，以防烘烤过程中产生的水蒸气烫伤皮肤。②在烘烤过程中，患肢勿触及砂轮或电炉。③烘烤前，准备500mL的淡盐水，以防失水过多，电解质紊乱。④注意心肾功能不全者，不可使用本疗法。

案2 赵某，女，61岁。2018年9月10日初诊。

主诉：右下肢卵巢术后水肿5年余。5年患者因卵巢恶性肿瘤在北京某医院行双侧卵巢切切除及淋巴结清扫术，术后3个月出现右下肢水肿、困沉，活动后加重，休息后缓解，未在意，未行相关治疗，患者右下肢水肿进行性加重，1年前遂就诊于另一医院，行彩超示未见血栓（报告未见），诊断为右下肢淋巴水肿，建议穿医用弹力袜及抬高下肢治疗。今为求系统治疗，来诊。症见：患者神清，精神差，面色萎黄，右下肢肿胀，指压凹陷，活动后加重，休息后缓解，无腹泻，纳眠可，二便可。舌质淡，舌体胖大，苔白腻，脉沉细。既往史：5年前行双侧卵巢切切除及淋巴结清扫术，术后右下肢水肿。专科检查：右下肢自腹股沟至足弓处粗大肿胀，较健侧皮肤粗糙、纹理增宽，无活动障碍。皮色稍暗，皮温可，浅静脉无明显充盈。测膝关节下11cm周径：左侧35.5cm，右侧41cm；膝关节上15cm周径：左侧45cm，右49cm，指压无凹陷。

中医诊断：象皮肿（脾虚湿盛）。西医诊断：右下肢淋巴水肿。

治法：益气健脾，祛湿通络。

处方：四君子汤合利湿通络汤加减。党参20g，茯苓20g，白术15g，当归20g，赤芍60g，陈皮20g，大贝母20g，车前草20g，薏苡仁30g，槟榔15g，穿山龙20g，虎杖20g，甘草10g。15剂，日1剂，水煎服，早晚分服。

其他：①烘烤绑扎治疗后用弹力绷带加压包扎（自足背至腹股沟）；②休息时抬高患肢，穿医用弹力袜。

二诊：2018年9月24日。患者诉右下肢肿胀有所缓解，活动后加重，伴下肢酸困乏力，食欲不佳，大便溏泄，小便可，舌质淡，舌体胖大，苔白，脉沉细。查：右下肢非凹陷性水肿，右小腿皮肤张力明显降低，肌肉稍松软，皮温、皮色正常。测膝关节下11cm周径：左侧35cm，右侧39cm；膝关节上15cm周径：左侧45cm，右47.5cm。结合症状、体征及舌质、脉象，辨证如前，续服上方15剂。配合烘烤绑扎疗法。

三诊：2018年10月9日。患者诉右下肢肿胀明显好转，食欲可，睡眠正常，乏力明显好转，活动后下肢酸困明显改善，大便基本成形，小便正常。舌质淡，苔薄白，脉沉。患者肢体困重明显改善，食欲明显改善，结合舌质、脉象，上方去虎杖，加用黄芪20g，继服15剂。配合烘烤绑扎疗法。

按语：患者为老年女性，脏腑功能日渐衰退，加之手术损伤人体正气，尤其损伤脾胃运化功能及肾气最为显著。脾主运化水谷及水液，脾气虚弱则运化无权，水谷精微不能正常输布于五脏六腑、形体官窍、肌肤毛发，脏腑失养，消化吸收功能失常，则见食欲不振、倦怠乏力、肢体困重、便溏等表现。因此，有脾为后天之本、气血生化之源之称。《素问·至真要大论》说："诸湿肿满，皆属于脾。"脾运化水液之权受制，则水液停滞，产生痰、饮、水湿等病理产物，而见腹泻、便溏、水肿表现。《素问·逆调论》说："肾者水脏，主津液。"肾主水功能的实现取决于肾之阳气的盛衰，肾阳充盛则肾的气化作用才能正常发挥，而肾的气化对调节全身水液有着至关重要的作用，尤其对于体内津液的输布和排泄，维持体内津液代谢的平衡起着极为重要的调节作用。综合而言，脾肾气虚影响水液的生成及输布，治疗时以益气健脾、祛湿通络为要，方以利湿通络汤加减。方中党参性平，味甘、微酸，归脾、肺经，健脾益气，兼补肺气。脾气旺则中土安，水湿得以健运；肺主皮毛，通调水道，水道通畅，水湿之邪去有通路。茯苓淡渗利湿，《本草衍义》谓"茯苓，行水之功多，益心脾不可阙也"。白术健脾益气，燥湿利水。全方以四君子汤为先导健脾益气，补脾胃气虚。当归活血行血，通调血脉。赤芍凉血散瘀。车前草利尿通络，使湿邪由小便而去。薏苡仁利水渗湿、健脾止泻。虎杖利湿散瘀通络。穿山龙舒筋活络，活血止痛。患者肿胀日久，湿邪阻滞经络久聚成痰，阻滞气血运行，崔公让教授用大贝母软坚散结消肿，散皮里膜外之痰，《本草从新》言其"治外科痰毒"。槟榔味辛、苦，性温，善行气利水，治疗水肿脚气。陈皮理气健脾，燥湿化痰，治疗湿阻中焦之证。全方健脾利湿通络、化瘀软坚散结，

崔公让 论治周围血管病

194

配合烘烤绑扎疗法，有效减轻肢体水肿，改善淋巴回流。二诊患者肢体水肿减轻，皮肤较前松软，弹性有所恢复，查舌质、脉象，辨证如前。三诊患者乏力、肢体酸困等脾气虚之象较明显，去虎杖，加黄芪可补脾肺气、利水消肿。《长沙药解》谓黄芪"入肺胃而补气，走经络而益营，医黄汗血痹之证，疗皮水风湿之疾……善达皮腠，专通肌表"，恢复脾胃运化功能，水液运行得以统摄，肢体水肿明显改善。

案4 张某，女，71岁。2019年8月16日初诊。

主诉：左下肢反复红肿30余年。患者30余年前首次丹毒发作，左下肢胫骨中段以远红肿明显，体温在38℃以上，予以青霉素输液，因过敏反应后立即停药，来我科就诊，予以中药汤药口服后症状好转。后因多种原因间断性复发，每次发作均就诊于我科门诊，口服汤药。昨天因受凉后出现左下肢胫骨前区红肿，巴掌大小，发热，体温至38.5℃，自行服柴胡口服液，今晨自觉热退，未测体温，胫骨前区红肿区域扩大，无食欲，遂再次来我科门诊就诊。自发病以来神清，精神可，诉发热、咽干、咽痛，左小腿红肿疼痛，食欲欠佳，眠差，小便黄，大便可。舌质胖大，苔黄腻，脉弦滑。既往史：高血压病史20年，口服硝苯地平片；糖尿病病史4年，口服二甲双胍、格列齐特，血糖控制可；高脂血症病史4年。专科检查：左下肢胫骨下1/2以远皮肤粗糙，皮色暗红，呈非凹陷性水肿，皮温稍高，肌张力稍高，未见浅表静脉曲张。

中医诊断：象皮肿（湿热蕴结）。西医诊断：①急性左下肢淋巴管炎；②淋巴水肿。

治法：清热解毒，祛湿通络。

处方：利湿通络汤加减。当归 20g，牡丹皮 20g，生地黄 20g，金银花 30g，玄参 30g，蒲公英 30g，连翘 20g，蜀羊泉 30g，紫花地丁 20g，土茯苓 30g，甘草 10g。10 剂，日 1 剂，水煎服，早晚分服。

二诊：2019 年 8 月 28 日。患者诉服药后轻微恶心，大便稍稀，次数增多，食欲不佳，睡眠改善，舌质淡，苔薄黄，脉弦滑。查：左下肢非凹陷性肿胀，皮肤发红明显减轻，皮肤粗糙，张力稍高，浅静脉无明显曲张。上方去连翘、紫花地丁，加萆薢 30g，茯苓 20g，白术 12g，继续服用 7 剂。

三诊：2019 年 9 月 6 日。患者诉左下肢肿胀明显好转，皮肤张力降低，肌肉松软，下肢酸困乏力，大便稍稀，次数正常，小便可。舌质淡，苔薄白，脉沉。患者湿热已去，下肢困乏明显，结合舌质、脉象，上方去金银花、玄参、蒲公英，蜀羊泉改为 20g，加防风 20g，车前草 20g，薏苡仁 30g，继服 15 剂。配合烘烤绑扎疗法。

按语： 本例患者为老年女性，形体偏胖，平素喜食肥甘厚味，影响脾胃运化，湿热内生，蕴结于中焦；加之外感风热邪毒，正邪交争于肌肤，瘙痒时抓挠肌肤，皮肤破损，湿热火毒之邪，乘隙而入，郁阻肌肤，而发为丹毒。考虑患者病史较长且反复发作，湿热瘀夹杂，病情较为复杂。结合患者初诊症状、体征及舌质、脉象，湿热蕴结之象明显，根据"急则治其标"的原则，急性期以清热凉血解毒为要，以四妙勇安汤加减。方中金银花入肺、心、胃经，《神农本草经》载金银花性寒味甘，具有清热解毒、凉血化瘀之功效，主治外感风热、瘟病初起、疮疡疔毒、红肿热痛、便脓血。连翘清热解毒、散结消肿，与金银花合用清热解毒之功显著，两者共为君药。蒲公英、紫花地丁清热解毒消肿为臣，《本草正义》谓"蒲公英，其性清凉，治一切疔疮、痈疡、红肿热毒诸证"。蜀羊泉味苦，性寒，清热解毒，善于清利咽喉。牡丹皮、生地黄、玄参清热凉血、解毒生津，善于清营血之热。土茯苓利湿解毒通络，《本草正义》言"土茯苓，利湿去热，能入络，搜剔湿热之蕴毒"。当归为血中之气药，活血合营。二诊患者舌苔薄黄为湿热之毒渐去表现，考虑患者食欲不佳，大便频、质偏稀，恐清热解毒药物苦寒伤及中焦，故去连翘、紫花地丁，加白术以益气健脾燥湿，助脾土健运；患者症状反复发作，与湿性重浊、缠绵难去密切相关，加用萆薢利湿祛浊、祛风除痹，茯苓利水渗湿、健脾宁心，《本草纲目》曰"茯苓气味淡而渗，其性上行，生津液，开腠理，滋水源而下降，利小便"。三诊患者脾胃气虚之象已现，湿热不显著，饮食、睡眠有所改善，此时当固护脾胃，兼顾利湿通络。在二诊方基础上适当减少清热解毒之品，如金银花、玄参、蒲公英，蜀羊泉改为20g，加防风可祛风胜湿、解表，车前草、薏苡仁利水渗湿。配合烘烤绑扎疗法，利用远红外热辐射效应有效促进和改善局部皮肤组织的微循环，减轻组织水肿。

案4 尚某，男，47岁。2019年4月22日初诊。

主诉：双下肢肿胀6年，加重4个月。患者6年前无明显诱因出现双下肢肿胀，右下肢为甚，夜晚休息后肿胀缓解明显，伴双下肢小腿部发凉，无红热疼痛症状，至多家医院检查未果。4个月前患者无明显诱因出现双下肢肿胀加重，左侧为甚，遂至当地医院给予输液治疗（具体药物不详），肿胀消退后出院，出院后第二天肿胀再发，呈非凹陷性，左足为甚，未予以诊治。后患者至我科门诊，给予沙浴、达克宁外用，未见明显效果，下肢肿胀加剧，皮肤颜色白亮，今为求进一步治疗，遂来我科门诊。症见：神志清，精神一般，双下肢肿胀，左侧明显，伴下肢困重不适，纳眠差，小便正常，大便黏，难以排净，舌体胖大。舌质淡，苔白腻，脉滑。既往史：高血压病史10年，平素口服尼群地平片等，血压控制在130/80mmHg左右。专科检查：双下肢自胫骨上1/3段至足底组织肿胀，呈非凹陷性，皮肤增厚、粗糙、纹理增宽，呈皮革样改变。

中医诊断：象皮肿（脾虚湿盛）。西医诊断：双下肢淋巴水肿。

治法：益气健脾，祛湿通络。

处方：利湿通络汤加减。藿香12g，佩兰10g，茵陈12g，草果仁6g，防己10g，防风20g，忍冬藤10g，络石藤30g，桑枝20g，威灵仙12g，薏苡仁30g，甘草10g。12剂，日1剂，水煎服，早晚温服。

二诊：2019年5月6日。患者诉双下肢自胫骨中段以下非凹陷性水肿明显缓解，下肢酸困不适，乏力、自汗，活动后较为明显，饮食较前好转，睡眠差，大便稀，小便正常，舌体胖大，舌苔厚腻，脉沉。查：面色稍白，左下肢胫骨中段至足背粗糙、增厚，足踝间糜烂，无明显渗出。上方去藿香、佩兰、茵陈，加党参20g，黄芪30g，浮小麦20g，煅龙骨30g，茯苓20g，白术15g。继续服用10剂，并配合烘烤绑扎疗法。

三诊：2019 年 5 月 17 日。患者诉双下肢肿胀明显缓解，下肢酸困明显改善，自汗、乏力明显改善，饮食、睡眠可，大便稍稀，小便正常。舌质淡，舌白，脉沉。查：左下肢皮肤张力明显降低，肌肉明显松软，左胫骨中段至足背粗糙、增厚，足踝间糜烂愈合。继续服用 10 剂。

按语：患者为中年男性，素体脾胃虚弱，加之思虑过度，劳伤脾胃，水湿不得运化，下注于足，郁于肌肤，阻滞气血运行，肌肤失却濡养，则毛发干枯、皮肤粗糙脱屑，皮色发白。其本为脾胃气虚，水湿内停，湿邪为标，治疗当以化湿通络、健脾益气为主。崔公让教授治疗脾虚湿盛型象皮肿时指出，祛湿之法当"微风轻吹，阳光普照"，切记忌用大剂量温阳之品，以免助湿生热，徒增变故。草果味辛，性温，入脾经、胃经，可燥湿除寒、健脾开胃、利水消肿。藿香、佩兰芳香化湿和中，善治湿阻中焦。《本草正义》谓"藿香，清芬微温，善理中州湿浊痰涎，为醒脾快胃，振动清阳妙品"。茵陈清利湿热，利湿退黄。防己味苦、辛，性寒，归膀胱经、肾经、脾经，善祛风湿、止痛、利水。《别录》谓其"疗水肿风肿，去膀胱热，通腠理，利九窍，止泄者，皆除湿之功也"。防风味辛、甘，性温，功在解表祛风胜湿，为祛风药之润剂。桑枝祛风除湿、通利关节。忍冬藤、络石藤、威灵仙祛风通络止痛，善治风湿痹痛。薏苡仁淡渗利湿健脾。甘草调和诸药。全方祛风除湿而不温燥，如春风拂面，健脾通络，恢复脾胃运化水湿之功。二诊患者肢体水湿渐去，脾胃虚弱之象明显，症见乏力、自汗、舌淡、脉沉，当以健脾益气、利湿通络为要。去藿香、佩兰、茵陈之芳香除湿之品，加用党参、黄芪、白术健脾益气、燥湿利水，脾胃健运，水湿之邪尽除。茯苓淡渗利湿、健脾宁心，配合煅龙骨镇惊安神、敛汗，浮小麦益气固表止汗，可增强卫外固摄之功。三者共用可改善夜眠差、自汗症状。三诊患者饮食、睡眠明显改善，肢体水肿、乏力症状明显减轻，此时切勿掉以轻心，以防水湿之邪卷土重来，当继续健运脾土，以防水湿再犯，同时配合烘烤绑扎疗法，祛肌肤间隙之水湿，彻底去除湿阻中焦之虑。

案5 张某，女，42岁。2018年9月12日初诊。

主诉：左下肢肿胀9年。9年前因怀孕发现左下肢足背肿胀，未予以重视及治疗，分娩后肿胀未见明显减轻，遂于开封某医院就诊，行双下肢静脉彩超后未见明显异常，未予以治疗，后症状逐渐加重，活动后自觉双下肢酸胀明显，遂就诊于另一医院，诊断为左下肢静脉瓣膜功能不全，予以马栗种子提取物口服，效果欠佳，后因怀孕停药。5年前为求明确诊断就诊于郑州某医院，诊断为淋巴水肿，予以马栗种子提取物口服，患者为求快速治愈，再次就诊于郑州另一医院，行微创手术，术后再次予以马栗种子提取物消肿，穿医用弹力袜，肿胀缓解效果欠佳，2个月前再次就诊于郑州某医院，行淋巴造影示淋巴回流通畅，下肢静脉造影示双下肢深静脉瓣膜功能不全并交通支开放、浅静脉曲张，建议行手术治疗，患者家属拒绝，为求系统治疗，8月29日慕名来我科就诊，予以中药汤药及沙浴疗法，自觉肿胀减轻，酸胀感好转，皮肤较前变软，今日来诊继续治疗。症见：神清，精神差，左下肢肿胀，非凹陷性，活动后酸胀明显，纳眠可，二便可，舌质暗，苔薄白，脉沉涩。专科检查：左下肢自膝关节至足弓处呈非凹陷性肿胀，较健侧皮肤粗糙，无活动障碍，双侧足靴区轻度色素沉着。测膝关节下 10cm 周径：左侧 42.85cm，右侧 40cm。

中医诊断：象皮肿（湿热蕴结）。西医诊断：左下肢淋巴水肿。

治法：凉血化瘀，祛湿通络。

处方：利湿通络汤加减。羌活 20g，独活 20g，防己 10g，防风 20g，穿山龙 30g，透骨草 20g，虎杖 20g，薏苡仁 30g，甘草 10g。15 剂，日 1 剂，水煎服，早晚温服。

其他：沙浴后弹力绷带加压包扎。

二诊：2018 年 9 月 26 日。患者诉左下肢肿胀较前减轻，皮色发暗，遇冷疼痛不适感，饮食、睡眠一般，二便正常。舌质稍暗，苔薄白，脉沉涩。查体：左下肢自膝关节以远非凹陷性肿胀，患侧皮肤粗糙，皮温正常，双侧足靴区轻度色素沉着，无溃烂渗出。测膝关节下 10cm 周径：左侧 41.5cm，右侧 39.5cm。在上方基础加三棱 15g、莪术 12g、水蛭 20g，继续服用 15 剂，注意沙浴温度控制在 50 ～ 60℃，以汗出为度，配合弹力绷带绑扎。

三诊：2018 年 10 月 10 日。患者诉左下肢肿胀程度日渐减轻，腰背部有冷痛感，小腿触之柔软，足踝处皮肤组织稍硬，自觉下肢酸沉不适明显好转。测膝关节下 10cm 周径：左侧 41cm，右侧 39.5cm。在二诊基础上加制附子 10g、肉桂 6g，续服 10 剂，配合沙浴、弹力绷带包扎，适当收紧肢体。

按语：患者为中年女性，手术损伤人体正气，脏腑功能衰退，脾胃尤其明显。脾主运化，为气血生化之源，脾气虚弱，则运化水湿、水谷精微功能失常，水湿不能顺利布散于脏腑、经络、肌肤、皮毛，则面色萎黄、乏力懒言、肢体困重；湿性重浊，停留于下肢，则见术后肢体肿胀；水谷精微不能濡养脏腑、形体、官窍，则肝主筋脉、肺主皮毛、肾主水等功能减退，则见反复水肿，逐渐加重，甚至累及全身；湿邪停留于体内，阻滞中焦，气血运行乏力，瘀阻脉络，水肿不宜消退，迁延难愈。考虑患者湿瘀夹杂，病势缠绵，当务之急应先祛风湿以固表，配合化瘀通络治法，后期注意健脾益气、温肾通络。结合患者情况，以利湿通络汤加减。方中羌活、独活共为君药，两者辛苦温燥，其辛散祛风，味苦燥湿，性温散寒，故皆可祛风除湿、通利关节。其中羌活善祛上部风湿，独活善祛下部风湿，两药相合，能散一身上下之风湿，通利关节而止痹痛。防己利水消肿、祛风除湿，善走下行而泄下焦湿热之邪，配合薏苡仁淡渗利湿。防风既能祛风寒而解表，又能祛风湿而止痛，常与防己、羌活配伍，三者共为臣药。虎杖利湿退黄、散瘀止痛。穿山龙苦平，善祛风除湿、活血通络，尤适于瘀阻经脉之痹痛。透骨草祛风除湿、舒筋活络、活血止痛，现代药理研究发现透骨草具有抗炎、镇痛、抗风湿等作用。全方祛风除湿解表，化瘀通络止痛，可解水湿浸淫肌肤之症。

　　沙浴疗法是崔公让教授在烘烤疗法基础上，取类比象，创新发展的结果，是根据金属盆中的沙土经长时间高温曝晒产生的远红外线有利于微循环改善的原理，使停留于下肢组织间的水湿之邪通过"开玄府而逐邪气"的一种方法。"玄府"

充分开通后,可使郁于肌表之水湿从汗而解。本法既可有效减轻组织水肿,又可有效杀灭足部皮肤的真菌,防止淋巴水肿反复发作,具有简单、便捷、效佳等优势。二诊患肢水肿有所改善,遇冷疼痛,皮色发暗,舌质暗,脉沉涩,瘀阻经络症状明显。考虑患者病程较长,治疗中适当应用破血逐瘀、行气通络之品以利血脉运行,经络通畅。在上方基础上加用三棱、莪术,二者苦、平,走肝、脾经,善破血行气、消积止痛,可破经络瘀阻。水蛭逐瘀通经,《本经》云"水蛭主逐恶血、瘀血、月闭,破血瘕积聚,无子,利水道"。三诊患者肢体水肿明显减轻,出现遇冷加重、得温缓解的阳虚寒凝之兆,在祛风除湿解表、逐瘀通经之际,适当温肾健脾,以达"益火之源,以消阴翳"的目的。制附片辛甘大热,走心、脾、肾经,可温补脾肾、散寒止痛,配肉桂善治命门火衰。肾阳温煦,先、后天相互资生补充,脾阳健运有权,水湿生成、运行、吸收、代谢得以正常运转。

案6 板某,女,55岁。2019年7月1日初诊。

主诉:右下肢肿胀10年余。患者10余年前无明显诱因出现右下肢及足背部红肿憋胀,至原阳县某医院给予输液治疗(具体不详),未有明显效果,后至新乡市某医院查彩超未见明显异常,至郑州市某医院诊断为静脉曲张,于新乡市另一医院给予静脉曲张手术治疗及穿弹力袜治疗,肿胀未见明显消退;2017年于深圳市某医院给予迈之灵片治疗,未见明显效果,上周至郑州某医院查淋巴造影,给予迈之灵片及弹力袜治疗,未见明显效果,今为求进一步治疗遂就诊于我科门诊。症见:患者神志清,精神一般,右下肢膝盖下以远至足背部高度肿胀，皮肤紧绷，呈非凹陷性，浅表静脉充盈曲张不明显，纳眠可，小便黄，大便正常。舌质稍红，苔薄黄，脉滑数。既往患高血压病8年，口服硝苯地平缓释片20mg，日1次。专科检查：右下肢腹股沟以远高度肿胀，皮肤紧绷，浅表静脉迂曲扩张，皮温稍高，皮色未见异常，膝下可见散在红斑，无瘙痒。

中医诊断：象皮肿（湿热蕴结）。西医诊断：右下肢淋巴水肿。

治法：清热利湿，祛瘀通络。

处方：利湿通络汤加减。当归20g，赤芍60g，茯苓20g，白术15g，车前草20g，通草20g，瞿麦15g，虎杖30g，穿山龙30g，土茯苓30g，甘草10g。15剂，日1剂，水煎服，早晚分服。

其他：配合烘烤治疗后弹力绷带加压包扎。

二诊：2019年7月19日。患者诉晨起膝关节及足背肿胀稍减轻，活动后肿胀有所加重，休息后可稍缓解，饮食、睡眠一般，二便正常，舌质稍红，苔薄黄，脉弦滑。查体：右下肢腹股沟以远肿胀明显缓解，皮肤较前松软，浅表静脉迂曲扩张，皮温基本正常，皮色未见异常，膝下可见散在红斑，无瘙痒、渗出。辨证同前，在上方基础上加薏苡仁30g、丝瓜络20g，续服15剂，配合烘烤治疗，弹力绷带加压包扎。

三诊：2019年8月5日。患者诉右腿肿胀明显缓解，活动后稍加重，伴下肢轻度酸困、乏力，食欲差，睡眠可，小便正常，大便稍稀。舌质淡，苔薄白，脉稍沉。上方去虎杖、瞿麦、通草，加党参20g、黄芪20g、桂枝9g、炙甘草10g，继续服用 15 剂。

按语： 淋巴水肿属于中医学的"大脚风""脚气"等范畴。它是由多种疾病引起淋巴管阻塞，使淋巴液聚集在皮下组织，继而使纤维增生、脂肪硬化、筋膜增厚、皮肤粗糙、硬如象皮，故有"象皮肿"之称。本病多有丝虫感染或丹毒反复发作史，或有腋窝、腹股沟部接受淋巴结清扫术和放射治疗史。崔公让教授根据本例患者病变特点，结合相关既往检查结果，考虑本例患者无明显手术外伤史，不排除感染引起淋巴管阻塞，导致淋巴回流障碍，淋巴液停留于组织间隙引起淋巴水肿。治疗本病时崔教授遵从《素问·汤液醪醴论》中"平治于权衡，去菀陈莝，微动四极，温衣缪刺其处，以复其形。开鬼门，洁净府，精以时服；五阳已布，疏涤五脏，故精自生，形自盛，骨肉相保，巨气乃平"这段原文中治疗水肿的大法，指导有条件的患者行烘烤绑扎治疗。经 1～2 个疗程后，可见患肢组织松软，肢体肿胀消减，疗效确切。从现代生理角度来讲，本法以外在的物理压力对抗淋巴管壁的跨壁压并促使淋巴回流，有利于淋巴管再生和侧支循环的进一步开通。根据"急则治其标，缓则治其本"的治疗原则，崔教授配合中药利湿通络汤使水湿之邪从汗、小便而去。方中赤芍用量独大，可凉血化瘀，善治血分瘀热，《本草从新》谓白芍药……白益脾，能于土中泻木，赤散邪，能行血中之滞；当归为血中之气药，善行血活血；茯苓甘淡，健脾利水渗湿，《本草纲目》谓"茯苓气味淡而渗，其性上行，生津液，开腠理，滋水源而下降，利小便"；白术补脾益气、燥湿利水，健运脾土，以土制水；车前草、通草、虎杖利尿通淋，可清利膀胱湿热，使湿热从小便去矣；穿山龙祛风除湿，活血通络；土茯苓甘淡，善解毒、除湿、通利关节，《本草正义》谓土茯苓利湿去热，能入络，搜剔湿热之蕴毒；甘草清热解毒、消肿，调和诸药。二诊患者肿胀消退，皮温皮色正常，结合舌质、脉象，湿热之邪已去大半，但湿性较为黏滞，缠绵难去，适当与健脾利湿之品，不宜使用温燥药物，防止助湿生热，变生他病。故加用甘淡之薏苡仁，《别录》谓其"除筋骨邪气不仁，利肠胃，消水肿，令人能食"，具有利水渗湿、健脾解毒之功，尤善治水肿、脚气，可使脾胃运化功能恢复，水液得以统摄；丝瓜络甘平，具有祛风、活血、通络之功，《本草纲目》谓其"能通人脉络脏腑，而去风解毒，消肿化痰，祛痛杀虫，治诸血病"。三诊患者肿胀明显缓解，但湿热已去，脾胃渐虚，此时当以健脾益气、祛湿通络为要，恢复脾胃运化水液功能，防止湿邪再犯为慢性迁延期的重点。脾胃为后天之本、气血生化之源，脾胃气虚，受纳与健运乏力，则饮食减少；湿浊内生，脾胃运化不利，故大便溏薄；脾主肌肉，脾胃气虚，四肢肌肉无所禀受，故肢体酸困、乏力；气血生化不足则面色萎黄。在二诊方药基础上去虎杖、瞿麦、通草清热利湿之品，加党参、黄芪，组成四君子汤益气健脾。桂枝温阳化气、解表除湿通络，可使湿邪由汗而出，《本草纲目》谓桂枝透达营卫，故能解肌而使风邪去。

案7 樊某，男，30岁。2019年5月29日初诊。

主诉：右下肢肿胀1年余。1年前患者无明显诱因出现右下肢小腿段肿胀，朝轻暮重，不伴疼痛，不影响日常活动。至河南省某医院就诊，行淋巴造影检查示：①右下肢淋巴回流受阻，提示淋巴性水肿；右侧小腿中段摄取放射性异常增高影，提示相应部位淋巴回流受阻可能。②左下肢淋巴回流未见明显异常。下肢静脉CT示：①下肢静脉未见明显异常；②右侧髋臼及跟骨异常密度影，请结合临床及其他相关检查。医院予给迈之灵、地奥司明片、马栗种子提取物口服治疗，穿医用弹力袜，症状无明显改善，肿胀延至右下肢大腿段。后至滑县某医院就诊，予中药汤剂治疗，症状无明显改善，今患者为求系统治疗来诊。症见：神志清，精神一般，面色萎靡，诉全身困乏，右下肢肿胀，呈非凹陷性，晨轻活动后加重，右下肢皮肤粗糙、增厚，无浅表静脉裸露，纳差、眠一般，小便正常，大便频、不成形。舌质淡，苔薄白，脉弦长。专科检查：右下肢肿胀，呈非凹陷性，右下肢皮肤粗糙、增厚，皮肤张力稍高，皮温、皮色正常，无浅表静脉裸露。膝关节下10cm处周径：右侧41cm，左侧37.8cm。

中医诊断：象皮肿（脾虚湿盛）。西医诊断：右下肢淋巴水肿。

治法：益气健脾，祛湿通络。

处方：六君子汤合利湿通络汤加减。党参20g，茯苓15g，白术15g，清半夏12g，陈皮15g，穿山龙30g，虎杖30g，土茯苓15g，车前草20g，甘草10g，薏苡仁30g，浙贝母20g。15剂，日1剂，水煎服，早晚分服。

其他：配合烘烤治疗后弹力绷带加压包扎。

二诊：2019年6月12日。患者诉全身乏力缓解不明显，右下肢肿胀明显缓解，活动后稍加重，抬高肢体休息时有所缓解，食欲不佳改善，睡眠一般，小便正常，大便稍频。舌质淡，苔薄白，脉弦。查体：面色萎黄，右下肢非凹陷性肿胀较前明显减轻，右下肢皮肤粗糙、增厚，皮肤张力明显降低，皮温、皮色正常，膝关节下 10cm 处周径：右侧 40cm，左侧 37.5cm。上方去虎杖，茯苓加至 20g，土茯苓加至 30g，继续服用 10 剂。

三诊：2019 年 6 月 21 日。患者诉右下肢肿胀明显缓解，汗出较多，活动尤甚，畏寒怕冷，乏力，食欲有所好转，大便基本正常。舌质淡，苔薄白，脉稍沉。查右下肢轻度肿胀，右下肢皮肤粗糙，小腿部肌肉明显松软，皮温、皮色正常，膝关节下 10cm 处周径：右侧 38.5cm，左侧 37.5cm。上方加黄芪 30g、肉桂 6g、制附子 8g、干姜 6g。继续服用 15 剂，配合沙浴，弹力绷带包扎。

四诊：2019 年 7 月 10 日。患者诉下肢肿胀不明显，汗出明显减少，畏寒怕冷、乏力大部缓解，食欲佳，睡眠可，二便正常，舌质淡，苔薄白，脉稍弦。查：右下肢皮肤粗糙，无明显色素沉着，小腿肌肉松软，膝关节下 10cm 处周径：右侧 38cm，左侧 37.5cm。上方黄芪改为 20g，去肉桂，继续服用 10 剂。

按语：患者为青年男性，平素劳倦，饮食不规律，渐伤脾胃，运化失职，气血生化乏源，卫表不固，邪毒乘虚而入，损伤脉络，气血运行不畅，水谷精微不能正常布散，停留于肢体，则见肢体肿胀、困重；水湿困脾则见面色萎黄，精神倦怠，全身困乏，食欲不佳，大便稀频。其本为脾胃虚弱不能运化水液，湿邪为标。治疗当益气健脾、祛湿通络，方以六君子汤合利湿通络汤加减。崔公让教授极为重视脾胃在整个疾病过程中的作用，认为健运脾胃乃治病之本，后天脾土兴旺，可制水泛滥，可资生先天元阳以防变，可使肺金充盛以防痰湿蕴肺，可使肝木条达，气机顺畅，百病不生。在治疗本例患者时，六君子汤中党参、茯苓、白术健脾益气燥湿；清半夏辛温，燥湿化痰，消痞散结以助脾胃运化水湿；陈皮味苦、辛，性温，可理气健脾、燥湿化痰，善治湿阻中焦之证；湿邪久聚易成顽痰，浙贝母可化痰软坚散结；穿山龙、虎杖清热利湿，活血通络；土茯苓善除湿，通利关节；车前草利尿通淋，使湿邪由小便而去，达到"利小便而实大便"之功；薏苡仁淡渗利湿。全方益气健脾燥湿但不生热，充分体现崔教授在祛湿治疗过程中提出的"微风轻吹，阳光普照"的理念。二诊时患者肢体肿胀虽有所缓解，脾胃虚弱之象已显露，面色萎黄为脾胃气虚，气血生化不足，濡养功能下降之表现；全身乏力、食欲不佳、大便稀频乃脾胃运化乏力所致，故去虎杖清热之功以防寒凉伤及脾胃，茯苓用量加大取其增强利水渗湿、健脾宁心之意；土茯苓可除湿、通利关节以达去除下焦湿邪之功。三诊时脾胃气虚进一步发展，有阳气虚之征，见畏寒怕冷；气虚已无力固护卫表，则汗出较多，活动尤甚，周身乏力，但食欲有所好转。考虑患者脾胃阳气不足，需"益火之源以消阴翳"。加大黄芪用量以健脾益气固表；加制附子补火助阳，以资脾肾之阳；肉桂辛甘大热，补火助阳，温通经脉，引火归原，可补命门火衰；干姜温中散寒、回阳通脉，可助附子补脾肾不足。三者辛热之品，小剂量可消水湿之寒而又不燥热伤气伤津。四诊患者下肢水肿基本消退，脾胃阳虚之状初步得到纠正，饮食、睡眠可，运化功能有所恢复。脾胃健运，气血生化运行顺畅，水湿之邪随脾肾阳气的恢复而逐渐消退。此时可减少黄芪用量，去肉桂防止体内燥热、伤气耗津。

案8 金某，女，45岁。2019年3月13日初诊。

主诉：右下肢膝关节以远至足背肿胀7年，加重1个月。7年前患者无明显诱因出现右足背肿胀，影响行走，至平顶山某医院就诊，予青霉素治疗4天，治疗后症状改善，但未完全消肿。1个月前深夜时患者无明显诱因出现寒战、发热，右下肢小腿部肿胀，皮肤温度发热，皮肤发红，疼痛明显，小腿部多发水疱，至广州一诊所治疗，予头孢、左氧、维生素C、维生素B$_6$静脉输液，治疗3天后患者症状无明显改善；至某骨科医院普通外科治疗，予青霉素治疗1天后转至皮肤科，诊断为"丹毒"，予激光治疗水疱，外用药涂抹患处治疗，治疗6天后皮温仍高，皮色发红，痛肿无缓解。又至广东省某医院，予青霉素治疗2周，皮温正常，疼痛缓解，仍留有肿胀，呈非凹陷性，皮色较暗，为求进一步治疗，今日来诊。症见：患者神清，精神一般，自觉倦怠，口苦，入睡困难，纳可，大便秘结，1日1次，小便正常。舌质暗，苔薄黄，脉弦细。专科检查：右下肢肿胀，呈非凹陷性，触之发硬，皮色暗红，皮温较健侧稍高，无浅表静脉迂曲。

中医诊断：象皮肿（湿热蕴结）。西医诊断：①右下肢淋巴水肿；②丹毒后遗症。

治法：清热祛湿，化瘀通络。

处方：利湿通络汤加减。当归20g，赤芍60g，牡丹皮20g，生地黄20g，金银花30g，玄参30g，土茯苓30g，薏苡仁 30g，甘草 10g。15 剂，日 1 剂，水煎服，早晚分服。

其他：磺胺甲恶噁唑，首次半片观察反应，2 小时后 1 次 3 片半，以后每次 4 片，每天 1 次，15 日量。服药期间忌蛋白摄入。

二诊：2019 年 3 月 29 日。患者诉服用磺胺及中药后水肿较前缓解，停药后水肿反复，倦怠、口苦有所缓解，夜眠差，饮食一般，大便秘结，小便正常。舌质红，有微薄白苔，脉沉细。复查 CRP 未见明显异常。上方加用穿山龙 20g、虎杖 20g。续服 15 剂，日 1 剂，水煎服。

三诊：2019 年 4 月 12 日。患者诉右小腿及右足肿胀明显缓解，服用中药后月经延期，倦怠、口苦不明显，夜眠有所改善，饮食一般，大便干明显缓解，小便正常。舌质淡红，苔薄白，脉沉细。查：右下肢皮肤粗糙，左足皮色正常。上方去金银花、玄参，加用防己 10g、防风 20g、车前草 20g、艾叶 10g，续服 15 剂，配合烘烤绑扎疗法。

四诊：2019 年 4 月 29 日。患者诉右小腿及右足肿胀大部缓解，夜眠明显改善，饮食一般，大便可，小便正常。舌质淡红，苔薄白，脉稍沉细。上方加党参 20g、白术 15g、黄芪 20g，10 剂，配合沙浴治疗，弹力绷带加压包扎。

按语：患者为中年女性，平素劳心劳神，损伤脾胃、心神，脾胃运化功能不足，水湿内停，复感风热外邪，两者相互搏结，瘀阻脉络，湿热蕴结而致肿胀。在治疗中以清热祛湿、化瘀通络为法。药用赤芍凉血化瘀，《别录》谓其"通顺血脉，缓中，散恶血，逐贼血，去水气，利膀胱大小肠，消痛肿……"；牡丹皮、生地黄、玄参清热凉血、滋阴降火、解毒散结；金银花清热解毒，疏散风热；当归行血活血、通络；土茯苓解毒、除湿；薏苡仁健脾利水渗湿、解毒散结。在抗生素应用方面，崔教授善用磺胺，本品对溶血性链球菌、脑膜炎球菌的抗菌作用强，但作用不稳定，临床中已被其他抗生素所取代，目前应用极少。但随着抗生素耐药性逐渐被熟知，超级细菌的不断出现更是让临床医生望"菌"兴叹，感叹无药可用。崔教授运用磺胺可谓"剑走偏锋"，利用其抗菌特点，在治疗本病时取得了较为满意的疗效。患者用药 15 剂后，肿胀明显减轻。本病极易反复发作，在治疗时应"除恶务尽"，防止复发。二诊时患者右下肢肿胀已经明显减轻，但有反复，加之湿邪停留中焦，困阻脾胃，则见倦怠、口苦，清阳不升，水谷精微不能濡养心脉，心神不安，则夜眠差，多梦易惊。在上方基础上加穿山龙、虎杖清热利湿、活血通络，使湿邪由小便而去。全方应用大剂量清热药物清利中焦湿热，荡涤肠腑，但不可长久服用，以防苦寒损伤脾胃阳气。三诊患者肢体水肿明显缓解，湿邪渐去，脾胃运化之功逐渐恢复，倦怠、口苦基本缓解，食欲有所恢复；水谷精微得以运化吸收，气血生化有源，脏腑得以濡养，心神安宁，睡眠得以改善。女子以肝为先天，前期气血已亏，肝血不足，肝藏血、主疏泄功能受制，则月经延期。此时颇为关键，脾胃气虚逐渐恢复，勿过用苦寒之品，上方去玄参、金银花，加防己、防风祛风除湿、固护卫表；车前草利尿通淋，祛除湿邪；艾叶味辛、苦，性温，归肝、脾、肾经，可理气血、逐寒湿、止痛温经，《本草纲目》谓其"温中，逐冷，除湿"。四诊患者肢体肿胀大部消退，脾胃气虚有所缓解，饮食、睡眠较前明显好转，结合舌质、脉象，此时当健脾益气、祛湿通络。加用党参、黄芪、白术健脾益气固表、利水消肿。脾胃气盛，则统摄有权，水湿生成代谢得以正常运转，脏腑精气逐渐充盛，正所谓"正气存内，邪不可干"，防止复发。配合沙浴疗法可有效降低组织间隙淋巴液集聚，改善肢体微循环；沙浴过后使用弹力绷带加压包扎促使淋巴液回流，防止低垂部位肿胀，有效降低复发率。同时应当注意针对病因进行预防，如足癣应保持足部干燥、通风，注意个人卫生，避免潮湿环境引起细菌滋生。

五、瓜藤缠案

案1　张某，女，14岁。2019年2月27日初诊。

主诉：双腕关节背侧、双足踝后外侧区多处片状皮肤发红半个月。半个月前患者发现右足踝后外侧区多处黄豆样大小皮肤发红区，按之有压痛，自以为冻疮，未予重视，未行相关检查及治疗，后症状逐渐加重，右足踝外侧区面积扩大，融合成片，中间皮色发黑；后左足踝外侧区有一黄豆样大小皮肤发红区，中间皮肤发黑，按压有疼痛；发红发黑区夜间灼痛明显，持续10分钟左右可缓解，白天症状较轻；双足踝轻度水肿，长距离行走后双足外侧疼痛明显，无发热、咳嗽，无恶心、呕吐等症状；至当地诊所及医院就诊，诊断为"静脉栓塞"（未见报告单）；3天前患者双手腕关节背侧见多处黄豆样大小皮肤发红区，按压有疼痛，为求明确诊断及治疗，遂来我门诊治疗。双下肢静脉血管检查：①双下肢深静脉未见明显异常；②右踝部皮下软组织水肿；③右踝外侧关节腔积液。后建议至郑州某医院行结核菌素实验，结果示阳性。今来诊。症见：患者神清，精神可，双腕关节背侧、双踝关节后外侧可见多处皮肤发红、发黑区，无发热、咳嗽，无恶心呕吐，纳可，眠差，二便调。舌质红，苔薄黄，脉弦。专科检查：双腕关节背侧、双足踝后外侧区多处片状皮肤发红，皮温高，皮损区中间皮肤发黑，压痛（+），双足踝轻度水肿。

中医诊断：瓜藤缠（湿热瘀滞）。西医诊断：血管炎。

治法：清热利湿，化瘀通络。

处方：凉血消斑汤加减。当归 20g，赤芍 60g，牡丹皮 20g，生地黄 20g，金银花 30g，玄参 20g，浮萍 20g，蝉蜕 10g，白茅根 30g，水牛角粉 30g，甘草 10g。15 剂，日 1 剂，水煎服，早晚分服。

其他：异烟肼片，每次 1 片，日 3 次。

二诊：2019 年 3 月 18 日。患者诉双足踝水肿基本消失，疼痛明显缓解，饮食、睡眠一般，二便正常。舌质稍红，苔薄黄，脉弦。查：双腕部、足踝后外侧皮肤红肿减轻，皮温稍高，皮损区压痛缓解，创面干燥结痂，无明显渗出。继续守上方 15 剂，异烟肼用法同前。

三诊：2019 年 4 月 8 日。患者诉双足无水肿，疼痛大部缓解，饮食、睡眠一般，二便正常。舌质稍红，苔薄黄，脉弦。查体：双下肢皮肤红斑颜色渐变淡，皮温稍高，压痛明显缓解，坏死区局限，皮肤干燥，部分痂皮脱落。上方加猫爪草 15g、薏苡仁 30g，续服 15 剂。

四诊：2019 年 4 月 26 日。患者诉下肢无肿痛，活动正常，饮食、睡眠可，二便正常。舌质淡，苔薄白，脉稍弦。查体：双足外踝及周围皮肤痂皮全部脱落，皮肤颜色正常，皮温正常，无压痛。续服通脉丸1个月，每次1包，日3次。

按语：患者为青少年女性，素体肺脾肾不足，脾胃运化水谷精微受制，气血生化不足，不能濡养肺肾及四肢肌肉，肺气不足，卫外不固，肌肤失养，则皮肤发黑坏死；肾阳不足，不能制水，水湿泛滥，加之外感寒邪郁久化热，湿热瘀夹杂，阻滞脉络，不通则痛。本例患者病机以湿热内蕴，脉络瘀阻为主，治疗关键是清除湿热、活血通络。用自拟凉血消斑汤加减。方中赤芍苦寒，用量独大，清热凉血、散瘀止痛；当归行血活血，散血中瘀滞，两者共为君药。牡丹皮、生地黄、玄参清热凉血、解毒养阴；白茅根、水牛角凉血消斑清热，善治血分郁热；蝉蜕疏散风热、透疹以散郁热。以上共为臣药。金银花清热解毒，疏散肌表郁热，《滇南本草》云其"清热，解诸疮，痈疽发背，丹流瘰疬"；浮萍解表疏风，消肿止痛；甘草调和诸药。全方以清透血中郁热为主，配合祛湿通络、疏风解表使郁热从汗而解。

崔公让教授认为本病的发生大多数与感染痨虫有关，多配以异烟肼、雷米封等药物抗结核治疗。数十年的临床诊治中，崔教授总结经验，认为正规运用抗结核药物可有效预防并降低本病复发率，在服用过程中注意复查肝肾功能等，防止肝肾功能损伤。同时崔教授尤其重视季节在本病中的重要作用，认为春、秋季是本病复发的高峰期，应当重点预防，祛除病因，才能达到有效治疗的目的。二诊患者肢体肿胀明显消退，饮食、睡眠尚可，二便如常。考虑到患者的身体及年龄，注意用药勿过于寒凉，中病即止，防止苦寒损伤脾胃。目前水湿明显消退，热邪尚且存留，查舌苔、脉象，辨证同前。三诊患者肢体肿胀消退，湿邪渐消，但郁热尚未完全消退，故下肢皮肤红斑颜色变淡，皮温稍高。此时注意不能麻痹大意，湿瘀卷土重来的可能性较大，当祛湿解热、散结消肿。在上方基础上加用薏苡仁健脾渗湿，猫爪草味甘、辛，性温，善于化痰散结、解毒消肿，可散湿瘀阻滞经络之证，脉络通畅，气血运行有道，邪气随即而去。四诊患者症状基本消失，坏死区痂皮脱落，气血运行通畅，正气渐盛，湿热虽去，邪伏于内，瘀滞未完全祛除。此期当以行气化瘀通络为要，口服崔老经验方通脉丸通利血脉，化瘀行气，鼓舞正气，正气存内，邪不可干。

案2 郭某，男，27岁。2019年3月13日初诊。

主诉：双小腿皮肤多处溃疡3年，加重3个月。3年前患者无明显诱因出现双下肢小腿部多发红点，芝麻粒大小，不高出皮肤，不伴疼痛、瘙痒，后红点逐渐融合，并伴有渗出，至当地医院就诊，做相关检查后（未见报告单），诊断为"紫癜"，行相关治疗，予激素药物治疗后好转，但停药后症状复发并加重，双小腿皮肤多发血疱，伴有瘙痒，后双小腿多处自行溃破，伴有渗出，双下肢水肿，3年前至我科门诊，诊断为"变应性血管炎"，治疗后症状缓解；3个月前症状复发，双小腿多处红斑溃破，伴有渗出，现溃破处已干燥结痂，不伴渗出，为求进一步治疗，今日来诊。症见：患者神清，精神一般，面色稍红，低热，诉双小腿酸困不适，自感手足心热，急躁易怒，下肢皮肤多处溃破处已干燥结痂，无渗出，无瘙痒不适，饮食尚可，睡眠差，二便正常，舌质红，苔黄腻，脉滑数。专科检查：双小腿胫前皮肤散在红褐色斑片，皮损中心可见黑色坏死灶，溃破处已干燥结痂，未见明显渗出，皮温较正常皮肤轻度升高。

中医诊断：瓜藤缠（血热瘀滞）。西医诊断：变应性血管炎。

治法：凉血消斑，疏肝解郁。

处方：凉血消斑汤加减。柴胡 12g，黄芩 15g，葛根 30g，浮萍 20g，蝉蜕 20g，白茅根 30g，水牛角 30g，牡丹皮 20g，生地黄 20g，香附 15g，木香 9g，甘草 10g。15 剂，日 1 剂，水煎服，早晚分服。

其他：异烟肼片，每次 1 片，日 3 次。

二诊：2019 年 3 月 29 日。患者用药后自觉腹胀满，不欲饮食，低热已退，无发热，睡眠有所改善，小便可，大便有黏腻不尽感。舌质稍红，苔薄腻，脉细数。查：无新病灶出现，原红褐色斑变为褐色色素沉着斑，皮损中心黑色坏死灶局限，溃破处痂皮脱落后创面新鲜红润，干燥无渗出。此为余毒留恋，湿困脾胃所致，加用藿香 12g、佩兰 12g 以醒脾燥湿，7 剂。继续服用异烟肼片，每次 1 片，日 3 次。

三诊：2019 年 4 月 10 日。患者诉创面明显缩小，食欲佳，小便正常，大便黏腻不尽感明显减轻。舌质淡红，苔薄白，脉稍弦。查体：胫前可见散在褐色色素沉着斑，皮损中心黑色坏死灶明显消退，溃破创面明显缩小，创面可见大量鲜红色肉芽组织，创面边缘可见散在皮岛。嘱患者口服通脉丸、异烟肼片。忌食辛辣刺激、牛羊肉、海鲜、烟酒等，以防复发。

按语：患者为青年男性，平素工作压力大，情致不畅，肝郁气滞，气机升降失调，气血运行不畅，气滞血瘀。加之平素喜食辛辣食物，损伤脾胃，水湿内停，郁而化热，血热妄行，证属血热瘀滞。治疗过程中当以凉血消斑、疏肝解郁为要，以凉血消斑汤加减。方中柴胡味辛、苦，性微寒，归肝、胆、肺经，善解表退热、疏肝解郁，《药性论》谓其可"宣畅气血"，现代药理研究认为柴胡具有解热、镇痛、镇静、抗炎、抗病原体等作用；黄芩苦寒，善清热燥湿，泻火解毒，与柴胡相伍，一清一散，疏散半表半里之邪，尤适宜肝郁气滞化火之证，《本草汇言》言"清肌退热，柴胡最佳，然无黄芩不能凉肌达表"。葛根甘辛凉，《别录》言其"解肌，发表，出汗，开腠理"，配柴胡以升散解肌退热，配黄芩以散邪清热燥湿。三者共为君药。浮萍、蝉蜕疏散风热，宣散透发斑疹；白茅根甘寒而入血分，能清血分之热而凉血止血。《本草求真》谓"茅根，清热泻火，消瘀利水，专理血病……"水牛角凉血解毒、止血化瘀消斑，牡丹皮清热凉血、活血化瘀，生地黄凉血养阴，共为臣药，助君药以清热解毒散瘀。香附行气解郁，《本草求真》载"香附，专属开郁散气，与木香行气，貌同实异，木香气味苦劣，故通气甚捷，此则苦而不甚，故解郁居多，且性和于木香，故可加减出入，以为行气通剂"。薏苡仁健脾渗湿。二者合用以理气健脾祛湿，共为佐药。甘草调和诸药。二诊时患者腹部胀满，不欲饮食，大便黏腻不尽，舌质稍红，苔薄腻，脉细数，考虑为湿热毒邪留恋，阻滞中焦，脾胃运化乏力所致。此时不宜使用健脾益气之品，以防补益之品温燥助湿生热。藿香味辛、微温，芳香化湿和中，《本草述》言"藿香可散寒湿、暑湿、郁热、湿热，治外感寒邪，内伤饮食，或饮食伤冷湿滞……"佩兰味辛性平，芳香化湿，醒脾开胃，《本草经疏》言其"辛平能散结滞，芬芳能除秽恶，则上来诸证自瘥，大都开胃除恶，清肺消痰，散郁结之圣药也"，与藿香相伍可宣畅气机，化中焦湿阻。三诊患者饮食、睡眠、大便已明显改善，胫前褐色色素沉着斑明显有所淡化，创面明显缩小，肉芽组织生长良好，可见皮岛出现。这说明脾胃气血逐渐充盛，气机条达，脉道日渐通畅，水湿阻滞之力渐弱，水谷精微得以濡养肌肉、筋脉。以通脉丸活血化瘀、行气通络，改善微循环，巩固疗效。

案3 杨某，女，38岁。2019年4月26日初诊。

主诉：双下肢散在红斑3年。患者3年前无明显诱因出现双足外踝处红斑，无瘙痒、疼痛、发热等，活动无受限，至沈阳某医院诊断为色素性紫癜，给予西药（具体不详）及维生素C等治疗，红斑未见消退，至沈阳另一医院皮肤科，未予以治疗，红斑未见消退并逐渐增多并向小腿蔓延，同时至外踝上10cm处肿胀并外踝处溃破，溃破处少量渗出并红斑瘙痒，至北京某医院皮肤科诊断为血管炎，与双嘧达莫、阿司匹林，维生素C、庆鹏软膏，应用1个月后未见明显效果。至通辽市某医院中药治疗1个月，创面愈合，结痂脱落，下肢红斑颜色变浅，1个月后劳累后红斑再次出现并增多，伴沾水后刺痛瘙痒，同时胫骨前缘皮肤破溃，在当地诊所口服中药、康丽胶囊、养生活血酒3个月后，破溃时好时坏，红斑颜色减轻。12天前患者左踝外侧皮肤发红伴轻度疼痛，发红面积逐渐增大伴破溃疼痛，今为求进一步治疗遂来我科门诊治疗。症见：患者神志清，精神一般，形体消瘦，精神萎靡不振，性情急躁易怒，双下肢网状红斑，伴下肢酸困不适，左小腿外侧破溃刺痛，足踝及足背部肿胀，饮食稍差，睡眠较差，二便正常。舌质红，苔黄腻，脉滑数。门诊查结核菌素试验（＋）。专科检查：双下肢自膝关节上 5cm 处至足背可见大量网状红斑形成，小腿胫前坏死区域周围皮肤呈红褐色，左足外踝上 5cm 处破溃结痂，轻压痛，无明显渗出，双侧足踝部、足背部呈凹陷性水肿，肢体活动正常。

中医诊断：瓜藤缠（湿热下注）。西医诊断：血管炎。

治法：祛湿泻热，凉血消斑。

处方：凉血消斑汤加减。柴胡 9g，黄芩 15g，葛根 30g，香附 8g，陈皮 12g，牡丹皮 20g，生地黄 20g，金银花 30g，藕节 20g，浮萍 20g，蝉蜕 20g，白茅根 30g，水牛角粉 30g，甘草 10g。15 剂，日 1 剂，水煎服，早晚分服。

其他：①异烟肼片，每次 1 片，日 3 次；②复方黄柏洗剂外用，每日 1 次，无菌纱布浸透外敷创面。

二诊：2019 年 5 月 13 日。患者诉下肢酸困感明显缓解，左小腿外侧破溃处刺痛感消失，足踝及足背部肿胀不明显，饮食一般，睡眠有所改善，二便正常。舌质稍红，苔薄黄，脉稍弦滑。查：胫前网状红斑有所变浅，小腿胫前坏死区域周围皮肤呈灰褐色，左足外踝上 5cm 处痂皮脱落，可见新鲜肉芽组织生长，无压痛，无明显渗出，双侧足踝部、足背部无水肿，肢体活动正常。守上方 15 剂，异烟肼用法同前。

三诊：2019 年 5 月 29 日。患者诉下肢困乏、怕冷，自汗，左腿无疼痛、肿胀，纳眠一般，二便正常，舌质淡，苔薄白，脉沉细。查：左小腿网状红斑大部消失，坏死区皮色较前变淡，创面大部愈合。上方去牡丹皮、生地黄、金银花，加制附子 10g，继续服用 10 剂。

四诊：2019 年 6 月 12 日。患者诉下肢困乏、怕冷、自汗已不明显，左腿无疼痛、肿胀，纳眠一般，二便正常。舌质淡，苔薄白，脉稍沉。口服补气活血通脉丸，每次 1 包，日3 次。

按语： 在临床中变应性皮肤血管病常需和结节性红斑、硬红斑、结节性多动脉炎等相鉴别，但在治疗中可以采用异病同治的法则，其效果俱佳。患者为中年女性，平素脾虚失运，水湿内生，湿郁化热，脉络闭阻，气滞血瘀，证属湿热下注。当以祛湿泻热、凉血消斑为主。药用凉血消斑汤加减治疗，全方有清热凉血、祛湿泻热、疏肝解郁之功，是崔公让教授的经验处方之一，对于皮肤血管性皮肤病有很好的效果。本例患者疾病反复发作，长期不愈，情志不舒，性情急躁易怒。女子以肝为先天，肝主疏泄功能正常，则气机调畅，气血调和，经脉通利，各脏腑器官的活动正常协调，精微物质不断化生，水液和糟粕排出通畅。若肝失疏泄，气机不畅，引起情志、气血、水液运行等多方面异常。另外，肝脏疏泄有度可调畅三焦气机，维持三焦水道通畅，使水液易于流行，防止气滞湿阻之变。结合血管炎发病多为女性这一情况，崔公让教授常在治疗本病时适当佐以理气类药物，以达气顺血行之功。肝主疏泄功能恢复，一方面促进胆汁的生成和排泄以助消化，另一方面维持脾胃气机的正常升降，对脾胃运化功能有着至关重要的作用，可促进水液的生成与代谢。水湿渐去，清热凉血药物的应用可有效去除营血之热，而无凉遏之患。结合患者舌质、脉象及创面情况，配合外用复方黄柏洗剂清热燥湿，促使创面肉芽组织生长。二诊湿热明显消退，湿热困阻中焦之证明显减轻，热邪渐退，神明得安，则饮食、睡眠改善，脾胃健运有望，气血生成、运行逐步恢复，水谷精微得以布散筋脉、肌肉、皮肤，故见创面肉芽新鲜，生长良好。考虑邪气有所衰退，正气未虚，可继续上方不变。注意观察患者饮食、睡眠、精神状态等了解正气盛衰，及时调整用药。三诊患者患侧肿胀消退，但出现下肢困乏、怕冷、自汗情况，说明邪气虽退，正气已虚，此时适当与附子温补脾肾，以助正气。本病慢性迁延期多虚瘀夹杂，尤其脾肾气虚、阳虚，阳气不能鼓舞气血，气虚血瘀，脉络阻塞，愈久化热，损耗气血；阳气不能温煦肢体，水湿泛溢肌肤，极易导致本病反复发作，经久不愈。崔公让教授在治疗过程中重视在清利湿热时顾护脾肾、行气通络，恢复人体正气，祛邪外出。四诊时脾肾阳虚之候已消，此时在于温阳之品易耗气动血，故选用补气活血通脉丸温补脾肾而不刚猛燥烈。肾阳得充，脾阳健运，水湿渐化，其病自除。

案 4 鲁某，女，18 岁。2019 年 2 月 25 日初诊。

主诉：双下肢反复疼痛、红肿、溃破 4 年余，再发 1 个月。患者 4 年前无明显诱因出现双下肢多发散在红斑伴疼痛，无发热、咳嗽，自行外用膏药后出现皮肤溃破，创面约 5cm×5cm 大小，遂就诊于某医院，给予抗生素及换药治疗后创面愈合。3 年前无明显诱因再次出现双下肢散红肿疼痛伴溃破，遂就诊于我院皮肤科，诊断为血管炎，给予口服中药后症状未见明显好转。1年余前上诉症状再次发作，查结核菌素试验（+），遂诊于我科门诊，给予异烟肼及中药口服后创面愈合，红肿疼痛较前好转。1个月前上诉症状反复，左下肢散在红肿、疼痛伴皮肤溃破，今为求进一步治疗遂就诊于我科门诊。现患者神清，精神一般，左下肢轻度肿胀，胫前区可见散在皮肤溃疡，伴疼痛，小便正常，大便干，饮食、睡眠一般。舌质红，苔薄黄，脉滑数。专科检查：左下肢轻度肿胀，胫前区可见散在斑片状红斑，边界不清，伴多发皮肤溃疡，压痛，大者约2cm×3cm，溃疡面较深，可见少量淡黄色分泌物，双下肢可见陈旧愈合瘢痕及色素沉着斑。

中医诊断：瓜藤缠（湿热瘀滞）。西医诊断：血管炎。

治法：清热凉血，化瘀通络。

处方：凉血消斑汤加减。当归20g，牡丹皮20g，生地黄20g，赤芍60g，金银花30g，玄参20g，猫爪草20g，桃仁15g，浮萍10g，蝉蜕20g，白茅根30g，水蛭30g，大黄6g，甘草10g。15剂，日1剂，水煎服，早晚分服。

其他：①异烟肼片，每次1片，日3次；②艾叶15g，白矾10g，石榴皮20g，苦参20g，地骨皮30g。5剂，水煎外洗，每日2次

二诊：2019年3月13日。患者诉左下肢肿胀不明显，胫前区散在皮肤溃疡，皮肤发硬，轻压痛，溃疡面明显缩小变浅，可见大量鲜红色肉芽组织，无分泌物，周围皮肤呈灰褐色，纳眠一般，二便正常。舌质稍红，苔薄黄，脉弦。上方去浮萍、蝉蜕、大黄，加浙贝20g、藿香12g、佩兰15g，续

服 10 剂。异烟肼用法同前。

三诊: 2019 年 3 月 27 日。患者诉创面无明显疼痛, 自感小腿明显松软, 创面大部愈合, 无分泌物, 饮食睡眠可, 二便正常。舌质淡红, 苔薄白, 脉弦。在二诊基础上去玄参, 加白术 12g、薏苡仁 30g, 继续服用 10 剂。

按语: 患者为青年女性, 素体脾虚, 运化水湿受阻, 蕴湿化热, 湿热下注, 脉络瘀阻, 证属湿热瘀滞。在治疗中, 以清热凉血, 化瘀通络为法。崔公让教授用其自拟经验方凉血消斑汤为基础加减治疗。方中赤芍能清血分实热, 散瘀血留滞, 与牡丹皮相须为用。但牡丹皮清热凉血的作用较佳, 既能清血分实热, 又能治阴虚发热; 而赤芍用于血分实热, 以活血散瘀见长。生地黄、玄参、白茅根清热凉血, 除血分郁热, 且白茅根可清热利尿, 使湿热之邪从小便而解。金银花清热解毒。浮萍、蝉蜕散风除热透疹, 郁热从肌表宣发, 由汗而解。猫爪草善化痰软坚, 解毒消肿。桃仁活血祛瘀, 润肠通便。大黄荡涤肠腑, 清热泻火, 凉血解毒。二诊肢体肿胀消退, 但湿邪余毒未清, 久聚成痰, 停留皮里膜外之间。脾胃气虚功能尚未恢复, 气血运行尚不渐顺畅。考虑热邪有所衰退, 上方去疏风散热透疹之品, 加浙贝软坚散结、化皮里膜外之痰, 《本草正义》谓 "象贝母苦寒泄降, 而能散结"。藿香、佩兰味辛, 芳香化湿, 醒脾开胃, 发表解暑, 祛中焦水湿, 通畅气机。《别录》谓 "藿香治风水毒肿者, 祛除湿浊, 自能清理水道也。去恶气者, 湿漫中宫之浊气也"。《本草便读》谓 "佩兰, 功用相似泽兰, 而辛香之气过之, 故能解郁散结, 杀蛊毒, 除陈腐, 濯垢腻, 辟邪气"。三诊患者创面肉芽生长迅速，接近愈合，疼痛消失。此时崔公让教授统筹全局，从脾胃切入，以健运脾胃为重点，兼以祛湿清热。中土旺则四周安，脾土健运有立，气血充足，血脉通畅，正气充盛，邪不敢犯。

案 5　齐某，女，26 岁。2018 年 12 月 3 日初诊。

主诉：右下肢反复溃破、肿胀、疼痛、困沉 6 年余，再发 2 月余。6 年前无明显诱因出现右下肢皮肤反复溃破，皮肤发红、疼痛，无全身发热、乏力症状，遂就诊于当地医院，诊断为血管炎，给予口服异烟肼及外用碘伏后症状缓解明显，其间反复溃破就诊于当地医院后症状改善、创面愈合。5 年前右下肢无明显诱因再次溃破，经口服药物及外用药物后创面不愈合，遂就诊于我科门诊，给予中药及继续口服异烟肼治疗两年，其间复发反复就诊于我科门诊，给予外用药肤专家、碘伏及口服中药后症状缓解，创面愈合。2 个月前无明显诱因出现外踝、足背及胫前多处皮肤溃破，溃疡面少量分泌物，下肢困沉、疼痛，遂就诊于我科门诊，给予外用黄金酒及口服中药治疗，症状缓解，创面缩小，部分愈合，疼痛及下肢困沉明显缓解，今为求进一步治疗，遂就诊于我科门诊。现神清，精神一般，诉右足背溃烂，伴右下肢轻度水肿，伴疼痛、困沉，活动后加重，休息及抬高下肢可缓解，纳眠一般，大便有黏腻不尽感。舌质红，苔黄腻，脉滑数。专科检查：右下肢皮肤可见愈合瘢痕，皮肤色素沉着，足背可见一 1cm×1cm 大小结痂溃疡面，创面周边皮色暗红，皮温高，右下肢轻度水肿，压痛，足背动脉及胫后动脉搏动未见异常。

中医诊断：瓜藤缠（湿热下注）。西医诊断：血管炎。

治法：凉血消斑，疏肝祛瘀。

处方：凉血消斑汤加减。柴胡9g，黄芩15g，葛根30g，浮萍20g，蝉蜕20g，白茅根30g，水牛角30g，薏苡仁30g，牡丹皮20g，生地黄15g，香附12g，木香9g，甘草10g。取15剂，日1剂，水煎服，早晚分服。

其他：异烟肼片，每次0.1g，日3次。

二诊：2018年12月19日。患者诉右下肢水肿不明显，右足背创面结痂、疼痛不明显，活动后下肢困沉有所缓解，饮食一般，睡眠稍差，大便不尽感明显缓解。舌质稍红，苔黄，脉滑数。查：皮肤色素沉着，足背可见溃疡面明显缩小，创面周边皮色暗，皮温稍高，压痛明显减轻。上方加藿香20g、佩兰20g、车前草20g，续服15剂。异烟肼用法同前。

三诊：2019年1月4日。患者诉右足背创面基本愈合，无疼痛、困沉，纳眠可，二便正常。舌质淡，苔薄白，脉弦。查：下肢皮肤可见愈合瘢痕，皮肤色素沉着，足背溃疡面愈合，创面周边皮色稍暗，皮温正常。在二诊基础上续服7剂。外用双峰软膏，异烟肼片坚持服用两年。

按语： 患者为青年女性，平素性情较为急躁，加之工作压力较大，情志不舒，肝郁气滞，郁久化火；肝气郁滞，横犯脾土，肝脾不调，水湿不化，水热互结，下注与肢体，瘀阻脉络。本例患者证属湿热下注，在治疗中除清热凉血外，应重视气机郁滞在本病发病过程中的重要作用。崔公让教授在血管炎的诊治过程中发现，女性在发病率方面明显高于男性，除去饮食、个人体质等原因，情志因素在本病发病过程中有着至关重要的作用。《素问·汤液醪醴论》曰："嗜欲无穷，而忧患不止，精气弛坏，荣泣卫除，故神去而病不愈也。"中医学认为肝藏血，主疏泄，主导气机调畅，与妇女月经及生育功能关系密切，女子以肝为先天，肝体阴而用阳，以舒为宜。《素问·调经论》云"血有余则怒，不足则恐"，故在治疗时应充分重视疏肝行气的中药作用。崔教授以凉血消斑汤加减，方中柴胡、香附、木香疏肝解郁、行气，兼以解表透热、健脾，调和肝脾，配合清热凉血、祛风散热之品，有效清除血分郁热；同时以佐以利水渗湿、通络治疗，解除中焦湿热阻滞，使气顺火清湿去。二诊时患者肿势消退，血分热势明显减轻，皮温及皮色明显减轻，大便不尽感虽有缓解，但不理想。考虑湿为阴邪，易阻遏气机，损伤阳气，湿性重浊、黏滞，目前湿邪余毒未清。适当与芳香化湿、醒脾开胃之品，祛除中焦湿热，使气机通畅。藿香气味芳香，功能醒脾化湿，为芳香化湿浊的要药，善于化湿浊止呕吐；佩兰气味清香，性平不燥，善祛中焦秽浊陈腐之气。两药配伍，相须为用，化湿解暑功效倍增。车前草味甘，性寒，可利尿通淋、渗湿止泻、清热解毒，使湿邪由小便而去。三诊患者创面基本愈合，饮食、睡眠已改善，但皮肤色素沉着未能明显改善，尚有余毒潜伏于内，待机而发。此时湿热瘀毒虽不显，切勿放松警惕。崔公让教授数十年的临床经验认为应坚持抗结核治疗至少两年，彻底去除病因。《傅青主男科》言："痨症既成，最难治者，必有虫生之以食人之气血也，若徒补其气血，而不入杀虫之药，则饮食入胃，祇荫虫而不生气血，若但杀虫而不补气血，则五脏俱受伤，又何有生理哉，惟于大补之中，加杀虫之药，则元气既全，真阳未散，虫死而身安矣。"

在皮肤色素沉着疾病的治疗中，崔公让教授自制双蜂软膏外用，可有效减少色素沉着，恢复皮肤弹性，降低反复溃烂的风险。双蜂软膏主要成分为蜂胶，现代药理研究发现蜂胶能全面调节器官功能，修复器官组织的病变损伤，消除炎症，促进组织再生，调节内分泌，改善血液循环状态，促进皮下组织血液循环，可营养滋润皮肤，同时具有杀菌、消炎、止痒、止痛、促进组织再生等作用。

案 6 黄某，女，55 岁。2018 年 12 月 3 日初诊。

主诉：双下肢多发散在红斑 3 年，再发伴双下肢困沉半年。患者 3 年前无明显诱因出现双下肢多发散在红斑，无瘙痒、疼痛等症状，至我科门诊给予脉管复康胶囊，未见明显效果，患者未继续诊治，天气转凉之后红斑逐渐转变为紫色色素沉着斑，后颜色逐渐变淡，其间患者症状未再发作。半年前患者双下肢红色斑点再发伴双下肢困沉，斑点主要集中于胫骨内侧、后侧及足背内侧足弓处，小腿部未肿胀，无憋胀感，休息后缓解，未予以诊治。今患者为求系统化治疗，特来我科门诊。查结核菌素试验（－）。症见：患者神清，精神一般，双下肢散在片状红色斑点，局部皮肤发暗，可见黄豆大小破溃，伴下肢困沉，纳眠一般。舌质红，苔薄黄，脉滑数。既往史：高血压病史 1 年，血压最高 170/90mmHg，平时服用硝苯地平缓释片，每次 20mg，日 2 次，血压控制可。

专科检查：双侧膝关节以远可见散在片状红色斑点，局部皮肤褐色色素沉着斑，皮下可触及硬结，皮肤可见黄豆大小破溃，边界较清，可见少量淡黄色渗出，创面边缘皮色发红，皮温稍高，压痛，贝格征阴性。

中医诊断：瓜藤缠（湿热瘀滞）。西医诊断：变应性血管炎。

治法：清热凉血，化瘀通络。

处方：凉血消斑汤加减。当归 20g，陈皮 20g，浙贝 20g，三棱 15g，乌药 15g，浮萍 20g，蝉蜕 20g，白茅根 30g，水牛角 30g，甘草 10g。10 剂，日 1 剂，水煎服，早晚分服。

其他：异烟肼片，每次 0.1g，日 3 次。

二诊：2018 年 12 月 12 日。患者自觉双下肢膝关节以远酸胀，内踝关节处压痛明显，饮食、睡眠一般，大便稍稀，小便正常。舌质稍红，苔薄黄，脉滑。查：双下肢散在红斑颜色淡红，皮肤色素沉着处皮下硬结有所减少，皮肤稍松软，创面明显变浅缩小，无明显渗出，创面边缘皮色稍红，皮温稍高，稍有压痛。辨证同前，续服 15 剂，异烟肼用法同前。

三诊：2018 年 12 月 28 日。患者诉双腿酸胀明显缓解，内踝关节处疼痛有所缓解，遇热加重，纳眠一般，二便正常。舌质淡，苔薄黄，脉弦。查：双下肢散在红斑颜色淡红，皮肤色素沉着处皮下硬结明显减少，皮肤松软，创面与皮肤相平，无明显渗出，创面边缘皮色稍红，皮温正常，压痛有所缓解。上方去陈皮、乌药，加牡丹皮 20g，赤芍 60g，金银花 30g，玄参 20g，水蛭 30g。续服 15 剂，余治疗如前。忌辛辣刺激性食物及烟酒、牛羊肉、海鲜等。

四诊：2019 年 1 月 16 日。患者双腿无酸胀、疼痛，饮食、睡眠可，二便正常。舌质淡，苔薄白，脉稍弦。查：双下肢红斑不明显，皮肤色素沉着处皮下硬结明显减轻，皮肤松软，创面愈合，边缘皮色稍暗，皮温正常，压痛不明显。上方去牡丹皮、金银花，加藿香 12g，佩兰 15g，白术 12g，续剂 7 剂。异烟肼片用法同前，坚持服用至少 2 年，配合外用双蜂软膏涂抹色素沉着处，每天 2 次。

按语： 变应性血管炎属于中医学"瓜藤缠"等范畴，其病因及发病机理尚不明了，研究认为可能与免疫、感染等因素有关。崔公让教授认为本病大多数与感染痨虫有关，并总结临床上许多疾病都与感染痨虫有关系，如顽固性口腔溃疡、白塞病、结节性红斑、慢性结肠炎的大部分等一些疾病都可检测到痨虫活动，即便进行结核菌素试验阴性患者仍不能排除结核感染的可能，故崔公让教授要求患者在应用中药治疗本病的同时一定要配合正规的抗结核治疗。崔教授提出"一三二"计划，即一个月控制疾病发展、三个月维持疾病稳定、二就是要进行两年抗结核治疗。本例患者中老年女性，反复发作数年，湿热久聚蕴于脉络，阻塞气血运行，脉络瘀阻，发于肌肤。当务之急为清热凉血、燥湿解毒，配合化瘀通络为要，方以凉血消斑汤加减。方中当归行气活血、调经止痛，《日华子本草》谓其"治一切风，一切血，补一切劳，破恶血，养新血及主癥癖"；蝉蜕、白茅根清热凉血，白茅根兼有利尿通淋之功，《本草正义》谓"白茅根，寒凉而味甚甘，能清血分之热，而不伤干燥，又不黏腻，故凉血而不虑其积瘀……"；水牛角苦咸寒，可清热、凉血、解毒；浙贝软坚散结；三棱破血行气逐瘀；乌药行气止痛、陈皮理气健脾燥湿；浮萍祛湿透疹止痒，甘草调和诸药。全方共奏凉血活血、化瘀通络之功。二诊患者双下肢酸胀，内踝关节处疼痛，饮食、睡眠一般，大便稀，舌质、脉象如前，考虑为湿热瘀滞，影响气血运行所致。结合查体结果，继续守上方15剂，以清热凉血、燥湿解毒为要，适当兼顾化瘀通络、软坚散结，以防瘀滞加重。三诊时患者瘀滞之象明显缓解，创面较前明显缩小，症状改善，但体内郁热尚存，脉络瘀滞，气血运行尚不顺畅。此时当清泄血分郁热，逐瘀通经。故去陈皮、乌药以防燥烈化火。牡丹皮善清血，而又活血，因而有凉血散瘀的功效，使血流畅而不留瘀，血热清而不妄行。故治疗血热炽盛、肝肾火旺及瘀血阻滞等，常与赤芍相伍，《滇南本草》言"丹皮，破血，行（血），消癥瘕之疾，除血分之热"。玄参凉血滋阴，泻火解毒，与金银花相伍可增强清热解毒之效。水蛭咸苦，善破血、逐瘀、通经，《本草汇言》"水蛭，逐恶血、瘀血之药也"。四诊血分郁热大部消退，经络阻滞已有所减，气血运行日渐顺畅，故创面基本愈合，皮下硬结明显好转，色素沉着改善。此时用药当减少苦寒之品，适当与芳香化湿之品，如藿香、佩兰、白术燥湿健脾，以助脾胃运化之能。配合双蜂软膏减轻皮肤色素沉着，恢复皮肤弹性及活力。

案 7 汤某，男，23岁。2018年9月21日初诊。

主诉：双下肢散在红斑、溃疡6年，加重1周。患者6年前无明显诱因出现双下肢散在红点、红斑，后症状逐渐加重，红斑融合成片，逐渐破溃，至当地医院给予输液（具体药物不详）及口服中药治疗，症状好转后出院；1年后症状再发，至石家庄私人诊所治疗，给予激素、输液治疗，症状好转，后至北京某医院进行输液、口服药物治疗，2年来未再复发。2017年7月患者双下肢膝关节以远出现少量散在红点、溃疡，伴有疼痛，遂至我科门诊，查结核菌素（＋），给予马来酸桂哌齐特针、中药汤剂、通脉丸、异烟肼片治疗，溃疡逐渐愈合，红斑红点逐渐消失。1周前患者吃麻辣火锅后出现双侧小腿散在鲜红色斑，伴低热，在当地诊所给予抗炎治疗后，无发热，红斑未见缓解，为求进一步治疗，特来我科门诊。门诊查血常规示：白细胞计数 14.2×10^9/L，血沉 40mm/h。症见：患者神清，精神一般，面色红赤，双下肢膝关节以远散在鲜红色斑，无发热、疼痛，饮食一般，睡眠差，二便可。舌质红，苔黄腻，脉滑数。专科检查：双下肢胫骨中上段至足背部皮肤散在红斑，以胫前区内侧较重，红斑中心区域中央有芝麻大小黑点，黑点部皮肤溃破，形成小溃疡面，溃疡面皮色红，红斑区皮温高，压之不褪色，无压痛，贝格征阴性，肢体活动正常。

中医诊断：瓜藤缠（血热瘀滞）。西医诊断：变应性血管炎。

治法：清热解毒，凉血消斑。

处方：凉血消斑汤加减。当归 20g，牡丹皮 20g，生地黄 20g，金银花 30g，玄参 20g，浮萍 20g，蝉蜕 20g，白茅根 30g，水牛角 30g，甘草 10g。15 剂，日 1 剂，水煎服，早晚分服。

其他：异烟肼片，每次 0.1g，日 3 次。

二诊：2018 年 10 月 10 日。患者面色稍红，诉双下肢红斑明显变淡，无发热、疼痛，饮食一般，睡眠好转，二便可。舌质红，苔薄黄，脉滑数。查体：双侧胫前、足背部皮肤散在红斑颜色明显变淡，溃疡面皮色稍红，红斑区皮温稍高，无压痛。上方加白芍 30g，木香 6g，香附 9g，蒲公英 30g，土茯苓 30g，车前草 20g，续服 15 剂。余治疗如前。

三诊：2018 年 10 月 29 日。患者诉下肢红斑大部消退，其间无发热、咳嗽、周身疼痛等，饮食、睡眠可。舌质淡红，苔薄白，脉弦。查：双下肢红斑基本消退，胫前内侧红斑稍显露，创面大部愈合，皮色稍暗，皮温正常。上方加藿香 12g，佩兰 9g，白术 12g，服 7 剂。异烟肼片坚持服用，定期复查，忌酸辣刺激性食物及海鲜、酒类、牛羊肉等，防止复发。

按语：患者为青年男性，平素学习较为紧张，加之性格内向，不善言辞，情志不舒，肝郁气滞，气郁化火，影响脾胃运化，湿热内生；过食辛辣刺激性食物，损伤脾胃，火热上炎，则面部红赤，睡眠差；火热之邪外溢肌肤，血热妄行，则皮肤红斑，证属血热瘀滞。用凉血消斑汤加减以清热解毒、凉血消斑。大剂量应用快速缓解机体郁热，祛邪外出。服药 15 剂后，无新斑再生，原有红斑颜色变淡，溃疡面逐步愈合，周围皮温皮色好转。二诊患者热势明显消退，红斑色淡，此时治疗当清热凉血与祛湿并举。加蒲公英增强清热解毒之功，同时利湿散结。土茯苓利湿解毒。佐以养血柔肝、行气解郁之品，以达疏肝解郁、通畅气血目的。临床上血瘀和气滞往往同时存在。《素问·生气通天论》曰："营气不从，逆于肉里，乃生痈肿。"《格致余论·经水或紫或黑论》说："血为气之配，……气凝则凝，气滞则滞。"《薛氏医案·保婴撮要·吐血》曰："血之所统者气也，故曰气主煦之，血主濡之，是以气行则血行，气止则血止。"这些都说明气血是相互为用的。

在此类疾病的治疗中，崔公让教授积累了丰富的经验，常在凉血化瘀消斑的同时加用少许疏肝理气药物，如木香、香附、白芍之类，其效如桴鼓。他指出对于诸多皮肤血管性疾病，如结节性红斑、过敏性紫癜、硬红斑、变应性皮肤血管炎等，常发于情志不舒患者，适当加入理气类药物，疗效显著。在治疗中，可以采用相同的治法，但要注意辨证与辨病相结合，同病异治，异病同治，积极治疗结核、病毒等原发疾病。三诊时邪热大部已去，用芳香化湿醒脾类药物，如藿香、佩兰等，与凉血化瘀类药物相互合用，以解内生之湿，外透内蕴之热。在此基础上适当给予白术健脾益气燥湿，改善脾胃运化功能。

案8 刘某，女，35岁。2018年8月20日初诊。

主诉：双下肢小腿中段及足踝区散在红斑1年，加重破溃伴疼痛2个月。1年前无明显诱因发现左下肢散在针尖样斑疹，不高出皮肤，压之不褪色，于新疆某医院诊断为紫癜，住院行全身检查未见明显异常，予以抗过敏、止血、调节免疫对症治疗，出院后口服潘生丁片、维生素C片、维生素E胶囊巩固治疗，未见明显效果；粟米大小红点中心处为黑色，自行好转后遗留白斑，低于皮肤表面，因天冷患者症状相对稳定，未予以进一步系统治疗。今年夏天，患者于海边旅游，将双腿浸泡于海水中后感染，双足踝红斑破溃、渗出明显，伴瘙痒，自行用碘伏纱布湿敷患处，渗出减少，局部干燥结痂，遂于6月5日于河南某医院进行诊治，诊断为紫癜，予以中药汤药口服，效果欠佳，遂于郑州某就诊，诊断为血管炎，行病理活检，建议激素治疗，患者拒绝。今为进一步治疗，来诊。症见：患者神清，精神一般，双下肢膝关节以远散在粟米至花生米大小红斑，局部破溃，伴疼痛、渗出，无发热，无咳嗽、咳痰，咽喉干疼，纳可眠可，小便正常，大便干。舌质红，苔薄黄，脉滑数。专科检查：双下肢膝关节以远散在粟米至花生米大小红斑，左下肢胫骨中上段约 7cm×6cm 皮肤发红区，皮温高，边界清，内踝区色素沉着，可见散在黑色痂皮，皮肤粗糙，外踝区皮色红，红斑破溃处可见少量渗出；右下肢胫骨前区可见一长约 25cm 线性瘢痕，外踝及足背可见片状色素沉着，局部破溃处已结痂，未见渗出，压痛（＋）。

中医诊断：瓜藤缠（血热瘀滞）。西医诊断：变应性血管炎。

治法：清热解毒，凉血消斑。

处方：凉血消斑汤加减。当归 20g，牡丹皮 20g，生地黄 20g，金银花 30g，玄参 20g，浮萍 20g，蝉蜕 20g，白茅根 30g，水牛角 30g，甘草 10g。15 剂，日 1 剂，水煎服，早晚分服。

其他：异烟肼片，每次 0.1g，日 3 次。

二诊：2018 年 9 月 5 日。患者双下肢红斑颜色明显变淡，破溃处疼痛明显缓解，无发热、咳嗽、咳痰，咽喉部干痛不明显，纳眠可，小便正常，大便稍干。舌质稍红，苔薄白，脉滑。查体：双膝关节以远红斑色淡，左下肢胫骨中上段约 3cm×3cm 皮肤发红区，创面较前明显缩小，肉芽组织生长良好，皮温稍高，外踝及足背片状色素沉着，轻压痛。上方加用柴胡、郁金、香附，继续服用 15 剂。异烟肼用法不变。

三诊：2018年9月21日。患者创面基本愈合，无疼痛、发热，下肢红斑不明显，饮食睡眠正常，二便可，舌质淡红，苔薄白，脉弦。患者创面愈合，下肢红斑消失，给予通脉丸每次1包，日3次，异烟肼如前，继续服用。忌辛辣刺激性食物及酒类、油腻食物及海鲜等。

按语： 患者为中年女性，平素工作紧张，情绪焦虑，加之喜食辛辣刺激性食物，饮食不规律，脾胃运化不良，湿热内生，阻滞脉络，影响气血运行，血分郁热，肌肤失养则出现皮肤发红、溃烂；邪热上犯咽喉则见咽喉红肿热痛。复外感风湿热毒，相互搏结，淤而化热，血热妄行，证属血热瘀滞。以凉血消斑汤清热解毒，凉血消斑。方中以大剂量清热凉血之品清利血分郁热，同时凉血化瘀通络，以防药物寒凉太过，引起气血凝滞。适当佐以宣发透疹药物，使体内郁热由汗而解，与"热不随汗解，比从血泄"治疗原则相一致。二诊患者口服中药后血分郁热明显消退，下肢皮色红斑大部消退，创面明显缩小，肉芽生长迅速。但患者大便仍偏干，考虑邪热蕴结肠腑，余热未清，耗伤津液所致。用药仍以清热凉血、养阴生津为主，但不宜过量，防止水湿阻滞中焦。崔公让教授在临床上治疗本病往往气血同治，根据不同阶段所表现不同，佐以疏肝解郁、行气通络、化瘀等治疗，可获得较为满意疗效。本例患者情绪焦虑，肝气不舒，配合疏肝解郁之品，使气机升降逐渐通畅。柴胡苦辛微寒，疏肝解郁，透表泄热，长于疏达肝、胆、三焦气机，"肝气不顺畅者此能舒之"，又"善达少阳之木气，则少阳之气能疏通胃气之郁，而其结气、饮食、积聚自消化也"。郁金活血止痛，行气解郁，清心凉血。《本草经疏》言"郁金本入血分之气药，其治已上诸血证者，正谓血之上行，皆属于内热上炎，此药能降气，气降即是火降，而其性又入血分，故能降下火气，则血不妄行"。香附善疏肝解郁、理气调中，可达行气通络之功。三诊患者创面愈合，下肢红斑消退，饮食睡眠正常，二便可，结合舌质、脉象，体内郁热已解，气机调畅，但患者久病，脉络瘀阻尚未祛除，气血运行受限。配合崔公让教授经验方通脉丸温阳化瘀，行气通络，祛血中瘀滞，改善机体微循环，促使皮肤色素沉着消退。注意坚持抗结核治疗至少两年，以防复发。

案9 李某，女，51岁。2019年8月31日初诊。

主诉：面部浮肿5个月，下肢散在红斑伴乏力3个月。患者5个月前因耳闷、听力下降，至当地医院查CT示耳朵积液、鼻息肉，行耳部积液抽取术、鼻息肉切除术，术后耳闷情况好转；术后半个月体温升高，最高39.2℃，多于夜间发热，伴咳嗽、咳白痰，偶见痰中带血，至林州某医院行肺部CT示肺结核？肺部感染？转至新乡某医院按肺结核治疗，给予静脉输液、口服药物治疗（具体不详），半个月后症状好转不明显，转至郑州某医院，行肺部CT示双肺多发结节，纵隔内及两侧腋下多发小淋巴结，诊断为ANCA相关性血管炎，给予消炎、止咳解痉平喘、免疫抑制等治疗，咳嗽、咳痰等症状好转。3个月前无明显诱因双下肢反复出现红斑，压之不褪色伴乏力，今为求进一步治疗遂来我科门诊。症见：患者神志清，精神稍差，乏力，面部浮肿，双下肢散在红斑，压之不褪色，纳眠稍差，二便正常。舌质红，苔薄黄，脉弦细。

专科检查：双下肢散在红斑，压之不褪色，无皮肤色素沉着，无破损、渗出，皮温稍高。

中医诊断：瓜藤缠（气阴两虚，血热瘀滞）。西医诊断：血管炎。

治法：清热凉血，养阴消斑。

处方：凉血消斑汤加减。太子参20g，三七粉6g，灵芝20g，蝉蜕10g，浮萍20g，水牛角粉30g，芦根30g，甘草10g。14剂，日1剂，水煎服，早晚分服。

其他：嘱患者按照既往方案，继服甲泼尼龙。

二诊：2019年9月18日。患者神志清，精神一般，口微渴，乏力明显缓解，面部浮肿紧绷感明显减轻，双下肢散在红斑色明显变淡，纳眠可，二便正常。舌质稍红，苔薄黄，脉弦细。上方加生地黄15g，石斛20g，麦冬20g，黄芪15g，白术12g，续服10剂。甲泼尼龙稍减量，继续服用。

三诊：2019年9月30日。患者口渴、乏力、颜面部紧绷感消失，双下肢红斑已不明显，饮食睡眠可，二便正常。舌质淡红，苔薄白，脉稍弦。上方继续服用5剂，甲泼尼龙缓慢减量。

按语： 本例患者为中老年女性，疾病之初正气不衰，邪气亢盛，正邪交争，不能祛邪外出，出现高热、化脓等症状。反复发热，耗伤气阴，出现夜间低热等。经大剂量抗生素应用，邪气虽退，正气已虚，营卫不足，邪毒留恋肌肤，则见下肢皮肤红斑、乏力；肺气阴两虚，无力布散津液，则见颜面部水肿。结合患者舌质、脉象，病机为余热耗伤气津，肺脾虚弱。当以清除体内余热，恢复脏腑功能为目的。治以清热凉血、养阴消斑，以凉血消斑汤加减。方中太子参甘平，归脾、肺经，有益气健脾、生津润肺之功，善治气阴不足诸症。《本草再新》言其"治气虚肺燥，补脾土，消水肿，化痰止渴"。三七粉甘平，可补气安神、止咳平喘，补肺阴不足，使肺气宣发、肃降功能恢复，卫外之力渐强。蝉蜕、水牛角粉清热凉血，透血分余热。芦根甘寒，归肺、胃经，善清热生津、除烦，《玉楸药解》谓其"清降肺胃，消荡郁烦，生津止渴，除呕下食，治噎哕懊恼"。二诊患者肢体红斑明显变淡，乏力症状缓解，伴有口渴，提示阴液不足，当与健脾益胃、清补气津之品，以助脾胃运化、肺宣发肃降功能恢复。在上方基础上加生地黄滋阴凉血、生津；石斛、麦冬益胃生津、滋阴清热，补脾肺阴液不足；黄芪益气固表，助卫阳防御外邪侵袭；白术健脾益气，脾胃健运，水谷精微得以布散，肌肤得养，气血生化有源，脏腑得气血濡养则日渐康盛，正气充盛，邪气无所遁形。三诊患者气阴两伤已纠正，皮肤红斑消退，继续给予上方5剂，巩固疗效。崔公让教授总结治疗本病经验时指出，不建议应用糖皮质激素及免疫抑制剂，尤其是糖皮质激素虽然在疾病初期发挥抗炎、抗毒、抗过敏、非特异性抑制免疫及退热等多种作用，可以快速有效防止和阻止免疫性炎症反应和病理性免疫反应的发生，但后期对蛋白质、脂肪代谢影响较重，同时削弱了人体自身的抵抗力，并阻碍组织自我修复。其应用应当正规、合理，不能滥用，尤其是停药方法应当遵循其代谢规律，逐渐减量，切不可骤然停药，以防症状反复。

案10　池某，女，18岁。2019年6月19日初诊。

主诉：双小腿皮肤发黑粗糙4年。4年前无明显诱因双小腿中段以下至足踝出现肿胀，伴有多发散在红斑，如黄豆样大小，5天左右溃破，无瘙痒，伴有渗出，至北京、武汉和郑州等地医院治疗，给予静脉输液（具体治疗不详），症状无明显改善。2015年至我门诊就诊，予中药治疗，中药渣滓外敷创面，1周后溃疡愈合，10天左右结痂，后予通脉丸治疗3年左右，2018年患者自行停药。半年前因小腿肿胀，至我科门诊就诊，治疗后肿胀减轻；半个月前左小腿后侧有一黄豆大小红斑，伴有压痛，无瘙痒，无溃烂；其间红斑面积增大，约2cm×4cm，颜色加深，为求治疗，今日来诊。症见：神清，精神一般，双小腿中段以下褐色色素沉着斑，左小腿后侧可见一约2cm×4cm红斑，颜色暗红，有瘙痒感，无疼痛、溃烂，纳眠一般，二便正常。舌质红，苔黄腻，脉滑数。专科检查：双小腿中段以下褐色色素沉着斑，左小腿后侧可见一约2cm×4cm红斑，颜色暗红，可见抓痕，无压痛、皮肤破损、渗出，皮温稍高。

中医诊断：瓜藤缠（湿热瘀滞）。西医诊断：变应性血管炎。

治法：清热凉血，醒脾祛湿，祛风止痒。

处方：凉血消斑汤加减。柴胡9g，葛根20g，黄芩15g，藿香15g，佩兰15g，茵陈20g，浮萍20g，蝉蜕20g，白茅根30g，地肤子30g，甘草10g。10剂，水煎服，日1剂。

其他治疗：每次将煎药后的药渣加入狼毒20g，煎煮后外洗，日1次。

二诊：2019年6月19日。患者双小腿中段以下褐色色素沉着斑，左小腿后侧红斑颜色淡红，瘙痒感缓解，无疼痛、溃烂，纳眠一般，二便正常。舌质稍红，苔薄黄，脉滑。舌脉同前，辨证同前，加生地黄 20g、牡丹皮 20g 滋阴凉血，15 剂，日 1 剂，水煎服。每次将煎药后的药渣加入狼毒 20g，煎煮后外洗，日 1 次。

三诊：2019 年 7 月 5 日。患者双小腿中段以下褐色色素沉着斑，左小腿后侧红斑基本消退，无瘙痒感，纳眠一般，二便正常。舌质淡红，苔薄白，脉稍滑。舌脉同前，辨证同前，继续服 10 剂。外用双蜂软膏，每天 2 次，涂抹色素沉着处。

按语：患者为青少年女性，平素脾虚蕴湿化热，湿热下注，脉络瘀阻，证属湿热瘀滞，湿重于热。在治疗中，崔教授以清热凉血、醒脾祛湿、祛风止痒为法，用自拟凉血消斑汤为基础方加减治疗。方中用柴胡疏轻清升散而疏泄，既能透表退热、疏肝解郁，又可升举阳气，虚实皆可用之。柴胡配葛根升散透表，解肌退热；柴胡配黄芩，和解少阳，调畅枢机，解少阳肝胆郁热。三者共奏清泄郁热之功。浮萍祛湿透疹止痒。蝉蜕、茅根、水牛角清热凉血消斑。藿香、佩兰芳香化湿，健脾，清除中焦湿热。地肤子利尿通淋，清热利湿，止痒，《本草原始》谓其"去皮肤中积热，除皮肤外湿痒"。茵陈苦、辛，微寒，清利湿热，《本草经疏》言"茵陈，其主风湿寒热，邪气热结，……除湿散热结之要药也"。另外，嘱患者每次将煎药后的药渣加入狼毒 20g，煎煮后外洗。狼毒是崔教授在治疗中常用的药物之一，取其散结杀虫之功，现代药理研究证实，狼毒对金色葡萄球菌、链球菌、大肠杆菌、绿脓杆菌及真菌有抑制作用。在内服中药整体调理的同时，还应注意局部的外洗治疗是本案的一个特点。二诊患者用药10天，无新斑再生，原小腿部红斑颜色明显变淡，瘙痒缓解，为热邪消退之兆，查舌苔、脉象，湿邪仍停留于内，湿热邪毒留恋，余毒未清，当清热利湿为要。在上方中以藿香、佩兰、茵陈醒脾祛湿，畅中焦气机，健运脾土。加生地黄清热凉血、养阴生津，还可防其在清热凉血时耗伤阴液；牡丹皮凉血行血，《本草正》载"其微凉辛，能和血、凉血、生血，除烦热，善行血滞而不峻"。三诊患者红斑消退，瘙痒感消失，饮食、睡眠正常，查舌质、脉象，湿热瘀滞之证不显，续服10剂。配合外用双蜂软膏涂抹色素沉着皮肤，修复皮肤组织损伤，消除炎症，改善血液循环状态，营养滋润皮肤，同时具有杀菌、消炎、止痒、止痛、促进组织再生等作用。3个月后电话随访，色素沉着大部消退，恢复良好，无再发。

第四章 弟子心悟 （访谈）

一、谈如何学好中医

学生问：崔老师您好，您是怎么学习中医的呢？

崔老：我是来咱单位是 1958 年，可以说我学中医的出身不好，咋出身不好咧，我没有像现在的年轻人那么幸运。他们在学校有个系统的学习过程，我们没有，我们是徒弟班的，当时我们来的时候河南中医学院有两个班，一个叫本科班，另一个叫徒弟班。本科班有两个班，本科生一部分是高中毕业考过来的学生，另一部分就是农村里面、基层里面的青年中医，在家已经有一定的学习基础了，来这儿继续学习。两个班一班三四十个人，本科班一共是七八十个人。另外一个是徒弟班，徒弟班是什么呢，就是上午跟老师上班，下午集中上课。这样的话也分本科和专科。那个时候中医很缺，中医又"很多"。所谓"很多"，是中华人民共和国成立前遗留一批很有根底的中医，20 世纪 50 年代的时候，这些人身体还很健康，比如我们单位里面有几个中医老先生，不管是文学造诣也好，还是医学造诣也好，都是很深的。另外一部分人就是家传的，我跟过的老先生有苏万顷老师和张望之老师，张望之老师是搞中医眼科的，但他在学院教《伤寒论》，他的中医根底比较好，所以往往辨证论治比较好。中医外科是跟着苏万顷老师，苏万顷老师是搞肛肠疾病。在那个时代，20

世纪 50 年代的时候，肛肠疾病的医生在国内应该是很少的。河南当时有两位中医享受高级待遇，一个是苏万顷老师，一个是洛阳正骨的高老师。就是说，苏万顷老师他的最大特点是接受了一些西医的诊断知识和西医的治疗方法，而且他承继了家传的中药配制方法。当时我们的科室就是小作坊，上午上班，门诊手术，病房手术，下午没病人了就是医生自己配药，丸散膏丹都自己配，自己用。所以说那个时候包括中医的膏剂，中医的软膏、硬膏，还有粉剂、丹剂等，都自己配，自己用。学会了这些东西，毕业后就比较好办了。这是我学习中医的过程。1962 年毕业，毕业后自己就在门诊上班了。在师承的时候，那个师承方法很好，当时我们有大徒弟、小徒弟、再小的徒弟，分三班，凡是在这儿已经学过三年的，都成了大师兄，第二年的是中师兄。那下面今天来的小弟、小妹跟着老师干啥咧，跟着老师抄处方。那么二师兄干啥呢，把老师的处方拿过来，自己看了之后交给师弟、师妹。大师兄干啥，坐在一边诊脉，诊断以后写病历，自己立处方，然后交给老师进行审核，老师审核后交给中间那个师兄，师兄看了之后，病历也完善了，然后交给小师弟去执行。第二年，大家都升一级，大师兄毕业了，又有了小师兄，就是这样一个师承方法。最大的徒弟和最小的徒弟相差多少呢，相差十三四岁，但都是同班同学，同班授课，是这样的一个教学方法。授课呢也是由学院的老师来上课。我们当时和老师的关系跟现在老师和学生的关系不大一样，星期天给老师搬搬煤呀，买买菜呀……另外老师出去洗个澡，学生陪着，老师洗澡时给你讲个东西，但是洗澡钱老师就给掏了，那洗澡钱

崔公让 论治周围血管病

很少，5分钱。当时的情况就是这样。毕业之后我自己到了门诊外科，有一天来了个病人，这个病人叫王培堂，虽然50多年了，我还能记得他，挂个双拐进来了。他左脚的大脚趾头第一节坏死了。我说你来看啥病，他说我看脉管炎。当时是20世纪五六十年代的初期，革命的热潮很高，我们又年轻，当时我对这个病人说，你这个病我不会看，我脑子里面没装这个病，老师也没教过。病人怎么讲呢？他说，你能，当时正在演一个电影叫《列宁在十月》，里面有句话：以革命的名义想想过去。这个病人就说了，你能不能以革命的名义替我们病人想想办法。当时正在学雷锋，我后来就扶着病人下班了，把他安排在了一个小旅馆，帮助病人取药，帮助病人熬药，帮助病人换药，大概一个多月。他的病好了，伤口愈合了，也不疼痛了，拐也扔掉了，病人很高兴。这也提高了我们很多兴趣。这病人认识病人哪，他给我串联了六七个病人，那时候医院床位很少，整个医院才50张床，这时候医院就给了3张床，这是1963年，到1966年的时候医院就给了7张床。

在学中医的过程中，我感到启发很大的就是那时候省里办了个古典文学学习班，从王立的中国古代文学史开始讲起，我和另外两位老同志每星期在那儿听课，受益匪浅。祖国文学和祖国医学的文献很大的特点，就是文言、语言很浓缩，几个字涵盖很广，但是涵盖很广的几个字含义很深，我们能不能从含义很深的几个子里面挖掘出来很多东西？后来在工作当中，我就学会了这一点，就是能不能把自己在工作中做过的事情高度概括起来。像《黄帝内经》里面有几句话：病在脉者调之于血，病在血者调之于络。这句话很简单，但可以说后来就变成了我对周围血管疾病的诊疗指南。诊疗指南是什么，病在脉者调之于血，除了血管的结构异常以外，其实血管病基本都是血的病。比如静脉瓣膜病，动脉破裂了，应该说是动脉血管的结构改变。那反过来讲，动脉血管的炎性病变、血栓性病变等，都是血造成的。我们不要去责怪血，那病在血者是啥，病在血者调之于络，这句话非常重要。其实不少动脉栓塞的，也有不少静脉栓塞的，想复通是比较困难的，只要侧支循环丰富起来，这个肢体，这个生命就可以延续下去。如何能够从改善微循环的角度上达到治疗目的？这些在后来我的中医生行为中，也应该是一个两句的指南性意见。比如还有老子一句话：治大国者如同烹小鲜。其实不少病都是烹小鲜烹出来的。比如一个伤口，上面肉芽已经很新鲜了，分泌物已经不太多了，就不要天天给病人换药，不要天天去把病人的伤口弄得干干净净，干干净净的结果就破坏了它自我的生长环境，正气足了，感染也轻了，伤口完全可以愈合，你隔个三五天换一次就行了，顺其自然。其实，不少伤口不愈合就是医生换药太勤了，还有一些老年病，不要过度干预，过度干预往往是看着努力了，其实改变了他的内环境。这些对后来我的开药也好，处理也好，有很大帮助。再比如，在我们学习现代文学，鲁迅先生有句话：我的文章跟广平兄的文章大不相同。我的文章是攥紧拳头对准要害，只此一拳置于死地，广平兄的文章是从头打到脚，不疼不痒。这句话也对我临床当中有很大启发。第一个，选择一些药性比较强的药，像马钱子、大黄、洋金花、细辛呀，这是我常用的药，我的药量也比较大，为什么呢，药性比较猛，只有猛药才能起到效果，如果说从头打到脚，不疼不痒；第二个，有些药物，重点的药物，药量要够，现在不少药物都是农田里生长的，药效成分比较少，再加上用药量比较少，就不像古时候药效那样好了，可以这样讲，来找我们看病的病人不少都是坏症或败症，所谓坏症，比如结缔组织病，没有一个结缔组织病的病人来看病不带着激素来的，这样的病人对我们中药的用药会有很大限制，所以我就说，碰见这些病人在一个时段内，想办法把激素得停掉，但时间很长。第二个来讲，不少病人是经过多家医院来看的。再比如动脉栓塞的病人，这个医院下了导管，那个放了支架，像前不久有个病人，左下肢在某一个省医院放了支架，右下肢进行通了，也放支架了，放的结果造成去之前两个腿还都会走，现在放了了反而坐轮椅了，反过来胫前区有很大个溃疡面，像这个败症或者坏症要求到中医院来治疗了，怎么办？我对病人讲三句话：第一，我愿意想办法帮你治疗；第二，别人难治的我也难治；第三，你不要把中医当成神仙。所以说这样的情况几乎是每天都发生的。哎呀，我想说中医发展到今天应该是承继中华文化，充实中医临床。在承继中华文化的时候，首先承继中华文化的精髓，儒释道都有它的精髓，像观手指诊痛风，启蒙的精髓是哪儿，就是释家学说。释家学说里有句话，哪句话咧？空即是色，色即是空。这是我们的指导原则，色即是空，看见的不一定就真实，看见了一张化验单、血尿酸不高，它不一定就不是痛风，看到了血尿酸很高，它不一定就得了痛风性关节炎。色即是空，看到的不一定就真实，真实的不一定能看到。300年前，谁也看不见细菌，那个荷兰的列文胡克，发明了显微镜，使大家看到了微小世界，现在我们可以放大十几倍、几千倍、几万倍、几十万倍……一个化学分子，分子上面一个电子层，中间质子，下面一个中子或质子，中子质子还能不能分？能。再分还能不能？还可以再分，只是说我们现在技术还能达到最再分。现在科学已经发展到了今天了，可是够进步了，谁能知道天边在哪儿呢，不知道吧，是不是，你问问，如果说爱因斯坦活着，你问问他天边在哪儿，他说不知道，上帝知道。那么这个概念都不知道，何况人身上很多问题不知道，人了解自己太少太少了。我认为着学中医的首先要学好传统中华文化，第二个充实中医临床，中医临床从哪儿来，就是临床，在临床当中不断探索，不断地追求。像我们最近除了观手指诊痛风以外，还比较感兴趣三件事。第一件事：能不能找到一个中药配方能替代抗菌素，我 1938 年出生，当时还没有抗菌素，1942 年才出现青霉素，在我当年轻医生的时候，医生用的什么，用的是盘金链、盘尼西林、金霉素、链霉素，现在这些药医生还都用吗，一个一个被打败了。头孢类的药物应用才 10 年，头孢一代、头孢二代有多大作用，头孢三代原来是救命药，现在头孢三代又如何，那今后再用用什么，抗菌素每升高一代，毒性增加若干倍。那么能不能用中医的中药来进行治疗，中医里整个发展历史应该说是跟生物、微生物抗争的历史，不是吗？《伤寒论》的形成，就是对发热病的一个治疗轨迹。温病学说是什么，不是对感染性疾病或传染性疾病的治疗方法吗？所以说要寻找这一点。第二个，有些看着似乎是很困难的，能不能找到很简单的方法，比如三叉神经疼。我们最近接收了一些病人，做伽马刀的，做手术的，结果呢，还疼，后来采用民间很简单的方法治好了。现在我们的病例不太多，只有三四十份病例，其中没有发现无效的，基本都可以控制，非常简单，可以说用这种方法治疗的病人，从开始治疗到病人治好，最多花 10 块钱。第三个，我们学习了平衡疗法，对一些关节肌肉疼痛，特别是腿疼、胳膊疼的，不少病人来我扎一针、摸一下，病人就不疼了。像这些办法，简便廉的方法，应该在中医探索。啥是中医，我想是中医承继中华文化，充实中医临床，如何想到用最简单的方法、用最少的药物来治好疾病。这不是不可能，而是有可能。

学生问：崔老师，您在行医的几十年过程中，您的感悟和所取得的成果有哪些？

崔老：感悟是什么？第一，感悟是中医要有点中华文化根底，真的。第二，要有一个中医的理论基础，要建立中医的基础理论理念。第三，现代医学的包括解剖、生理、病理、临床诊断不可少。这些不是你的弱项，而是你应该补上的强项。所以说在辨证的时候，在对每个病人进行分析的时候，我们可以采用中医由大到小的思维模式，还应该有西医由小到大的分析方法。啥叫由大到小呢？比如讲一个发热病人，中医先由大，先分析是阴证还是阳证，是虚证还是实证。从西医角度来讲的话，是细菌感染、病毒感染，还是支原体感染。应该这样进行分析，即把中医的诊断、中医的辨证和西医的临床诊断融合在一起使用。对现在医学的声光电的检查手段，应该知道它的检查机理。比如讲，超声是啥，超声就是雷达。雷达用到医疗上，那就是超声，雷达从哪来的，谁发明的，是英国人搞的。那些检查手段我们都应该具备。比如讲远红外，啥是远红外？这样我们理解了才能得心应手地应用。第三个，要相信自己，不要迷信自己，要相信自己，如果不相信自己，你给人家看啥病呀，但是不要迷信自己，可以说每个医生知道的只是医疗领域的一部分，很多东西你不了解，所以怎么办呢？求索，不断的求索，只有求索才能得到知识，求索向谁学，向书本学，书本是最好的老师，向同行学，甚至向学生学，也向病人学。我有好多方法是向别人学的，比如我治疗三叉神经疼，就是从病人那学的，治疗效果挺好的。这样的结果丰富了我们的实践。可以这样来讲，包括圣人，他也不可能掌握当代的所有知识，只是掌握了一部分。人的一辈子是遗憾而来、遗憾而去的，遗憾的是知道得太少了，遗憾而去的时候，当临死的时候我还有很多东西没学会了，这就是人的一生。

学生问：崔老师您对中医发展的展望是什么？

崔老：首先要想展望，要知道现在，现在应该说是百年来，中医应该由主流医学变成副流医学，不信吗？西医院里的医生比中医院医生多，到西医院看病的病人比到中医院看病的病人多，从这两点就可以看出你是副流医学，但是中医是有用的，这一点是应该肯定的，有肯定的我们就应该发掘。我的看法，现在中医院校培养的学生太多了，我们不妨做个统计，中医院校每年有多少学中医的，然后走到社会上再看看这些学生当中有多少还在从事中医，如果他不从事中医了，第一浪费了学生的青春，第二浪费了国家资源，所以说，我的看法是学中医要讲究数量，但应该更讲究质量，要有培养一大部分铁杆中医，所谓铁杆中医就是我把毕生精力献给中医事业。所以怎么办呢，我建议中医院校采用院校教育和师承教育相结合的方法，这是在珠江论坛上我提出来的，怎么办呢？中医院校五年制，五年制的时候，头一年、第二年都应该是基础教育，中医的基础教育、西医的基础教育都应该支持这方面，第三年的下半年和第四年应该采用半天的教育，半天跟老师，跟老师的时候必须双向结合，老师愿带这个学生，学生也愿意跟这个老师才行，不能剃头挑子里一头热，一定要两头都热。学生跟老师的时候，应该分三个阶段。第一，先不要问老师为什么，而后先成记，老师说啥你信啥；第二，在一个阶段后，经过酝酿消化后，带着问题问老师；第三，在临床实践当中，一承继老师的方法，二否定老师的方法，可以这样讲，包过我在内，甚至我的老师在内，我的治疗方法和手段，有我老师学术思想的影子，我老师有他老师的学术影子，但是我开的处方、用药方法跟老师的大不相同，但不能说我没有老师的学术思想，所以说这就是师承。现在学生师承太少，一进入临床就坐冷板凳，坐冷板凳就不感兴趣，现在医院是讲效益的。如果一个学生二十来岁、三十来岁就毕业了，上班了，在门诊上看两三个病号，结果院长说，我养不起你，那没办法。有些专业很直接，有的医生说那我就学麻醉吧，我去学习西医吧，我去搞介入吧。可以说一个搞介入的医生，入门，解剖知识学得比较好，去掌握一门，可以说3个月就不错，但是一个介入医生，如果介入技术很好，三年五年都不成，为什么这么说？他介入的时候要求手感的，手感要有自己一个阶段一个阶段地摸索，把它插进去，那二三个月就能插进去，插好插不好是另外一回事。所以说我建议国家要培养一批铁杆中医，但现在来讲，体制上不允许。比如一个中医老先生只靠开中药养活不住自己，你看着一个便宜的病人，挣的钱不够自己工资钱，各个地方的差异又太大。前不久我到北京一个医院去，有一位老先生和我资历差不多，他一星期上也是三个半天班，一个半天班，也是看二三十个病人，他一个挂号费是多少钱呢，是300块钱，他的药物费呢，药物费提成院方全给他，他一个月的收入是多少钱呢，是十多万，他一年的收入是100多万。我发现北京不少年轻的医生，三四十岁的医生，一年收入50万，甚至七八十万的大有人在。但河南呢，那就不行，我的挂号费还是最高的，是30元。农村更是这样，再加上有不少政策还要考虑如何去落实。比如讲第二职业，下班后可以去其他地方执业，执业现在还得批啊，自己开个诊所可以不可以啊，有这样那样的限制，所以说呢，要想达到这样的目的，达到国家振兴中医的目的，国家必须采取一定的措施。我建议第一个，真正的中医最好是国家养起来的，我看病你给我发工资就行了，我们也不要求更多更高的待遇，就按公务员待遇就可以。第二，中医的药物像外用药，除了制药厂生产以外寥寥无几，绝大部分是作为文献的，没有几个学生在临床上使用的，为啥？受这样或那样的法规限制。我的看法，中医药物外用药要松绑，否则这些就没有传统的概念了。再过若干年，不要太多，过不了十年二十年只能作为文献出现。

第三，中医医疗纠纷，应该按照中医的理法方药来处理，如果不是这样的话，还要拿出更多化验单、检查单，应该不应该，应该，但不少中医就是开几样小中药的问题，这样的结果就是增加病人的负担。

二、谈"崔氏观手指诊痛风"诊查技术

学生问：崔老师，您是我国名老中医专家，出生于中医世家，从事中医临床与科研 53 年，对我国的中医外科发展做出了很大的贡献，对痛风的诊疗有着独特的经验，您总结出来一套观察手指诊痛风的方法，想请您讲讲，您是怎样发明这项诊疗技术的？

崔老：这还不能说是发明，只能说是一个感想。在临床当中，我们如何来观察一些临床的事情。有人讲过一句话，一些事情的发展规律，必须遵循三个规律。第一是敏感性，第二是洞察性，第三是创造性。所谓敏感性，是对于某种事物敏感，如果不敏感，熟视无睹，永远得不到一个新的东西。洞察性，是在只有敏感的情况下才能洞察，在洞察的基础上如果不去创造，永远都是洞察，只有创造了才能出现新的东西。其实，中医的望诊，司外揣内的方法，不是现在才有的。包括《黄帝内经》中都有讲过，如何观外揣内。比如讲，肝炎的病人，观什么呢？观球结膜，看是阴黄还是阳黄了。如果是阳黄，可能出现黄疸，如果是阴黄，也不一定都是肝脏性疾病。这样的话给了我们很多深层的想法与考虑的方法。

有一次一个病人找我看病，是一个踝关节肿胀疼痛的病人，一个女性，曾经在好多医院进行诊疗，没得出什么结论，在观察过程当中，诊脉的过程当中，我的手指头，左手与她的右手放在一起的时候，发现我手背的指纹同到她手背的指纹有明显的不同。在诊脉之后，我就想为啥她的指纹与我的不同？后来又想，能不能对这个病人进行深入的探讨。正好，那时候，我们医院已经装了 64 排双源 CT，尿酸盐结晶成像，就跟这个女同志讲，你能不能配合我们在进行一个检查，女同志欣然同意。后来检查结果发现了双踝关节大片的尿酸盐结晶。这时候，我们就联想了，她手指背部的情况与足部的情况有没有关联性？这仅仅是给了我们一个引子。后来我们对于已经诊断明确的病人，都做这个检查，做了三四十个病例之后，发现有很大的吻合性。但是这是偶然的巧合呢？还是说，有一定的意义？我们再找一些非典型的病人来进行检查，发现诊断有一定的符合率。在这个基础上，我们自己设计了方案，把想到的事情进行初步的规范。第一个观察部位，除拇指以外，其他 8 个指头的背侧，也就是指甲的根部到第一关节，这个部位的皮肤色泽改变。那么这大概就是 1cm 左右，这是它的部位。第二个，看形态，观察这个地方的皮纹颜色，正常的皮肤颜色，应该说是和其他手部的颜色基本雷同，如果发现了这个地方发生了颜色改变。比如发红了，明显的潮红，肿了。再看结构，正常应该是平坦的，应该同其他地方结构是一样的。如果发现这个地方隆起了，伴有结节了，我们也应该设定它是阳性的。第三个，正常人在这个观察区域，有横行的、浅表的、不太明显的皱纹，皱纹在浅表很均匀地分布，如果发现没有皱纹，应该考虑这也是阳性的。凡是被我们认定的，符合三项中的阳性指标中的两项者，就说他可能是有问题的，建议做64排双源，看机体的内部有没有尿酸盐结晶。我们做了100多例病例，发现除了3例以外，其他基本都吻合了。这给了我们很大的兴趣。观察的时候，一定要注意几个问题。第一个问题，环境温度要适宜，一般在20～25℃，这样的环境，不超过30℃，不低于15℃。第二个问题，采用自然阳光，不能够采用人工光源。第三，观察者与被观察者的视角要相差45°，距离最好是在45cm以上，不要太远也不要太近。在这样的情况下，观察他的手指，方向应该相向而坐。通过观察的结果，我们感到很有意思。实际上许许多多前进的事物都是从兴趣中而来的。如果没有兴趣，永远都办不成事情，你说是吗？

学生问：是。崔老师，您可以点拨一下我们如何获得这些知识，是像传统中医一样，师带徒的形式吗？

崔老：点拨一下如何获得这些知识，我想这就是中国的传统文化与现代的科学，如何去切合的问题。看看古时候，有这样的文献记载，有一次一个老先生与一个学生，在安徽的一个小桥上观鱼。老先生说，咦，你看，今天的鱼玩得多自然呀，它今天的心情一定很好。另一个人说，你怎么知道，鱼今天心情很好。你又不是鱼，你怎么知道鱼今天心情很好。老先生说，你又不是我，你怎么知道我不知道今天鱼的心情很好。那么如何来判断鱼今天的心情好不好啊？这就出现了两种思维方法。老先生的思维方法，就是我们所说的形象思维。我观察到了鱼的形象、鱼的动态，知道鱼的心情愉快。如果往水里砸一个小石头，那么小鱼就倏然而去。它心情肯定不愉快。另一个人的观察是，你拿到了什么数据，做了什么试验方法，用了什么观察方法来证实它的愉快。这就是一个逻辑思维。中医是形象思维在前，逻辑思维在后。我们望闻问切，基本是形象思维，在形象思维的基础上，如何拿到数据，这是我们的逻辑思维。所以说，在现代教育上来讲，从小学开始培养，一直大学毕业，到研究生毕业，在学校的教育基本上都是逻辑思维。一加一等于二。三角形的两边之和大于第三边。那两边之和能不能小于第三边呢？按照相对论来讲，它可以小于第三边。就是讲，教育方法和思维方法不相同。学校要想把中医学好，我跟很多同学讲，首先你的思维方法，要向前移 100 年。在学中医的时候，你的思维模式要回到 100 年前的思维模式。把那个模式学好了，然后勾回来。再把现代的逻辑思维学习好，这样的话，就是把中医的辨证与西医的辨病互相结合起来。形象思维和逻辑思维能够达到吻合，我们老讲，如何创造新的医学模式，我想新的医学模式就是将形象思维与逻辑思维更好地结合在一起。

学生问：崔老师，在提出课题成形的过程中，经历了怎样整策、修改完善的，您是怎样考虑的？

崔老：起初来讲，我是逗自己玩，很感兴趣。治疗了一批病人以后，感到了这是什么，其实，最伟大的哲学家是谁？是门卫。他解决了一个问题，你是谁？从哪来？干啥哩？我们老带着这个问题，问题是谁？从哪来？干啥哩？如果我们把这些问题解决了，问题就好办了。所以说，这中间，起初是好玩，之后把它总结一下，带着同学们把它总结一下，看看我们做的工作有没有意义。在有意义的基础上，我们能不能把这个东西更加规范化。过去是心里面的设计规范，没有变成文字的规范。后来我们把它设计成文字规范，有机会又申报了国家课题。申报了国家课题之后，前后改了 8 次稿子，每次改稿子都把我们的理念提高一步。第二个把我们的方法再规范一步。第三个，把我们的下一步工作，也就是统计学处理，更深入一步。最后获得总课题组的认可。

学生问：崔老师，目前我们知道观手指诊痛风，诊疗技术规范后已经列入了国家"十二五"科技项目的课题。您觉得是否还有需要继续完善的地方？

崔老：这里面还有许多需要完善的东西。所以说围绕这个问题，观手指诊痛风，中间牵扯了好几个问题。第一个问题，我们验证的方法是 64 排双源，找到尿酸盐结晶。现在大家对于尿酸盐结晶认可不认可？对痛风的诊断，认可不认可？我们查阅了国内的有关文献，在检索的时候发现，国内对于已经诊断痛风的病人，已有的病案也就二三十份，国外有这样的报道。同时国外一些研究，有人已经提出来，64 排双源尿酸盐结晶是诊断痛风的金指标。但国内大家对这个认可不认可？我们在原来资料的基础上，做了第一篇论文。我们收集了 100 多份病历，总结尿酸盐结晶沉积的部位有没有规律性。文章去年在《中国中西医外科》杂志第六期上发表。在这个基础上，这 170 多份病例中手指的尿酸盐结晶与哪些因素有关？我们初步设定了几个因素。与运动着力有关没有？运动着力代谢产生肌酐、尿酸，也必须消耗更多的能源，会不会产生更多的尿酸盐结晶？这样我们发表了第二篇文章，就是尿酸盐结晶与肢体着力的研究。在这两篇的基础上写出第三篇文章，观手指诊痛风。一是介绍观手指诊痛风的方法，二是介绍观手指诊痛风这个思路是从何而来的，观手指诊痛风有哪些难题。第四篇文章对于观手指诊痛风有哪些意见，做了阐述。这篇文章已经在《中国中西医结合》2014年第二期发表。接着我们又观察了200多例病人，发现尿酸盐结晶，不仅是在手指、脚趾这些地方存在，在全身都有分布。尿酸盐沉积的结果，它的临床结果，症状是多样的。这是第四篇文章。通过这些发现与分析，第一，尿酸盐结晶是血尿酸的沉积，这应该是肯定的。第二，血尿酸是嘌呤代谢的结果，这是无可置疑的。第三，血尿酸的高低，不代表痛风的高低。不少病人痛风发作时期血尿酸不高，高血尿酸者不一定会发生痛风。还有一个，尿酸盐的病人，血尿酸沉积不一定多。大量尿酸盐结晶的，并没有出现典型的痛风表现。四个表现包括急性痛风性关节炎、慢性痛风性关节炎、痛风石、痛风肾。有不少病人出现大片尿酸盐结晶，这四个症状都不典型。但是它要沉积的病位，比急性发作的痛风沉积得要多。最后一个问题，我们认为尿酸盐结晶的形成是日积月累的，应从娃娃抓起。目前来看，人们的饮食结构发生了很大变化，大家过上了好日子，但是忘了好日子给我们带来了很大灾难。这应该对全民进行健康教育。

学生问：这项技术的形成是否需要助手帮忙？这样的助手需要怎样的素质与能力？怎样做能提高和帮助？您是如何发现和培养这些助手的？

崔老：这个技术我们搞了两年时间，用了两个助手。对于助手的要求，第一个，要有人去搜集病人，不能说脚趾头疼痛就是痛风。他的印象应该是，痛风的临床症状应该是多样性的。这个临床医生要有敏感性。第二个，这个助手得靠得住，这个学生要有一定的知识储备。比如讲，他要有中医的内涵、西医的内涵，特别要有文字功底。他要有统计学的知识，最主要他要能坐下来，能潜心地热爱这个工作。这个人能力很强，但他不热爱这个工作也不行。这是我这一两年的体会。我这一生当中，应该说，有很多遗憾的事情，就是没有找好助手，在某些时段当中，没有找到助手。在我身体比现在要好、年纪比现在轻的阶段，我想我做的工作会更好。现在呢，我已经进入暮年，想在不多的时间内做一些事情，做一些工作，靠什么？需要一个助手。没有一个很好的助手，等于白搭。

学生问：崔老师，这项技术的形成过程中，是否需要政策、资金和医院的支持？

崔老：任何事情都需要政策。就像毛泽东同志讲要抓紧，伸着巴掌，样子像抓，就是永远都抓不住，要抓就是狠狠地抓下来。从上面领导到医院领导，对于感兴趣的事情就要坚持下来，否则的话就是半途而废。我们的不少事情都是半途而废的。国家已经给了一些资金支持，基本可以完成我们的第一阶段工作。我们下面想进一步深入。比如说，这个病人我观察了，我的助手也观察了，但是带有很大的盲从性。我们能不能找到一个客观事情，比如讲，发明了什么仪器，光学的仪器，设计了一些指标，大家都这样观察，如果这样观察，我们可以筛选出来很多很多痛风，没有发现痛风关节炎之前的痛风病人。我老讲一句话，未病先防病，很多病都有一个漫长的生长过程。比如肿瘤，最开始像米粒一样的肿瘤，发展成像蛋黄一样的肿瘤，大概需要 10 年。如果我们能在小米大的时候发现，那么肿瘤不是很好治了吗？遗憾的是，到蛋黄时才发现。一是病人意识不够，二是检测仪器不够。观手指诊痛风这个方法，有一定的诊断意义。第一，它可以对全民进行普查，普查的基础上，发现这些病人，再用 64 排双源进行验证。这就减少了病人的经济负担，也减少了医院的负担。同时可以过早地发现病人，过早地进行干预，免得出现痛风症状，给病人带来更多的难题。虽然说这是一个小课题，但是我想，它有很大的意义。通过我们近两年的观察与搜集资料，发现痛风病人最大的问题不是关节疼痛，而是痛风对血管的损伤。因为尿酸盐沉积，最主要的问题是它破坏了血管的内皮系统。血管内膜上有个保护剂，就是 NO。NO的存在对血管内膜有保护作用。当尿酸盐沉积或是说血尿酸升高时，它破坏了血管上的 NO，使血管内膜变得粗糙，粗糙的基础上又有水肿，血管内膜通透性增强，脂质物质可以通过血管内膜，沉积在血管内膜下，脂质沉积的结果是造成血小板聚集，血小板聚集的结果是形成血栓。一是造成血管壁上硬化形成；二是动脉壁上血栓形成，导致血管狭窄、血管闭塞。痛风应该是痛风性关节炎、痛风肾的主要因素，但同时是高血压、糖尿病、糖尿病血管病，以及冠心病和心衰的主要因素，也是肢体动脉性疾病不可排除的因素。如果这些命题可以完全成立的话。痛风这个病，戴上疾病之王这个帽子，那应该是最恰当的。遗憾的是，目前痛风这个病，存在着三高、三低、三不知。第一，这个病发病率很高。第二，这个病的后备军很多，尤其是中青年一代，饮食结构、工作结构的改变，促使这个疾病的发病人数增多。第三，合并症多。这是三高。三低呢？诊断符合率低，按照过去的诊断方法，查血尿酸漏掉了很多这样的病人，X线检查只能发现骨质破坏的病人，做CT、做核磁等只能发现囊腔的改变，但它做不出定性、定量的检测。再一个就是诊断关节抽吸，查尿酸盐结晶，这是创伤性诊断，病人的依从性很低，做64排双源一是这个设备太昂贵，基层医院装不起，二是检查费用太高，这样就增加了病人的经济负担和医保的负担。如果这个诊断项目能成立，就可以减少这方面的负担了。还有三不知。第一个不知，不少病人总认为脚趾头疼才是痛风，肾脏改变的痛风，包括膝关节疼、肩关节疼，他不认为是痛风，甚至一些肢体的肿胀，也可能是痛风造成的。把痛风局限在一个小的范围内，这是一不知。这样的话，第二个不知就是不知道早期诊断，更不知早期预防，好多医生不知道早期治疗。第三个，不知道痛风病，非药物治疗是最主要的，没有非药物治疗系统的概念。比如，痛风病与情绪有关联，为啥与情绪有关系？痛风病与饮食有关系，与哪些饮食有关系？痛风与运动有关系，痛风与性生活有关系，等等。这些问题，可以说，在对病人进行诊断时，病人对于这些情况是不了解的。所以说，要想早期得到诊断，必须增加病人的知识。只有增加病人的知识，才能获得更多的诊断。我们老祖先讲未病先防。实际上，我们都是临渴而掘井，都是带着病找医生。这些病，包括了冠心病，包括痛风后期，包括肿瘤晚期。可以这样讲，医生对这样的病无能为力。只有一句话，顿挫症状，缓解病情，延缓病人的生存时间，达不到根治的目的。要想早治疗，就是早发现、早干预。

学生问：崔老师，这段时间，您的主要精力是如何分配的？比如理论阐述、技术规范，经验验证等，您是如何侧重的？

崔老：我一周上三个半天班，主要是在门诊上收集病例、收集资料，对每个来看病的病人，脑子有根弦，他会不会是这个病。如果是有这些象征，要做这些检查。检查之后，要建立档案。下班后查阅一些资料。人老了，精力不够了。这种情况下，希望年轻人，你们精力充沛，希望你们能多做点工作。就这样。

学生问：崔老师，该诊疗技术的优势有哪些？关键点、难点是什么？目前是否有与此相关的诊疗技术？

崔老：难点是什么？难点就是被人认可。难点就是我们这个东西科学的价值有多大。比如讲，一棵小草，一棵小树，刚刚生长起来，它需不需要阳光？确实需要。但是如果给以暴晒，它就会蔫了。它需不需要雨露？确实需要。如果天天倾盆大雨，那就把它淹死了。它需要的是好雨知时节，当春乃发生，随风潜入夜，润物细无声。那么它需要这样的关怀，所以说，有些发明者、创造者过早地宣扬，就是过早地给予了阳光、暴晒，过早地给予雷雨。一旦这个项目达到了一定的深度，就可以经得起雷雨，经得起风霜。我的观点是，一个项目出现的时候，先不要急于张扬，先收集资料，有一定的抗舆论能力了，可以适当张扬。不少人是带着学习的目的来的，也有不少人是带着否认的目的来的。带着否认，对不对，是完全对的。一个项目只有完全克服了否认，才能够得到成立。我由一个项目得到启发，就是咱们所说的元素周期表，门捷列夫周期表。门捷列夫是怎么发现元素周期表的？他是每天把当时已知的几十种元素，把它的原子数、原子序列等写下来，像咱们扑克牌一样，一张张写。但是他当时并不知道规律性，一个个写，摆一摆。某一天，他发现，哦，这中间有规律性。元素之间，还有什么。他发现还有两张扑克牌插不进来，就说将来可能还有两个元素插进来。当时门捷列夫把这两项发表出来，大家说他是个疯子。直到门捷列夫死之后，大家还说他是疯子。等到很多年之后，大家才知道了元素的周期性。所以说，这些事情来讲，如果是支持这个项目的话，应该给这个项目的下一步发展提出更多的问题，让我们去做更深层的工作。第二个，不要把刚刚长出的嫩苗掐掉。同时，每种科学实验都有失败的可能，只要这个实验失败了，能写出完整的实验报告，也是科学。比如，六〇六，欧立希实验了 605 次，是一筹莫展的，到 606 次才得到了突破，这中间经历了十多年。我们这个嫩芽还太嫩，我希望上面领导一是要关爱，二是要给雨露，第三是要给我们时间，进行深层的研究。现在还存在以下几个问题。第一个，样本还小，现在有 400 多份病例，与这个大课题来讲，样本太小。第二个，我们设计了一个问题，一个什么问题呢？舍有从有，下一步我们认为临床上这个病人有，我们检查一下，看这个病人有没有，如果有就把它作为阳性病例。如果没有就认为是个假阳性病例。舍无从无，我们认为这个病人不应该有，检查结果认为他有，我们认为是个假阴性。如果说，检查结果，没有，他就是个真阴性病例。我们想从这方面来观察一些病例。如果下面还有时间和资金支持，我们想把不同人群、不同年龄、不同职业的人分组，进行检查，看看不同人群、不同年龄、不同职业的病人，尿酸盐结晶的含量有没有明显差异。这都是下一步的工作。如果说要开展的话，一位助手，两位助手，都不够了，最好动员一大批人。就像检查中年年人颈动脉斑块，动员了多少人来做检查。查了多少万例，最后得出统计。只有这样的话，才有临床意义。

学生问：崔老师，如何尽快掌握这项诊疗技术？哪种方式可以帮助我们传承人快速地掌握这门技术，在对传承人讲述这项技术的时候，首先从哪个角度切入？

崔老：这个技术很简单，一个小时就学会了。但是学的人，需要三个条件。第一，他对这个感兴趣，他认为这是个事儿，才能够学到手。第二个，这个人除了感兴趣，还要有三个词，敏感性、洞察性、创造性。第三个，这个人要能长期接触这些病人，如果他长期接触不到这些病人，也没有意义。第四个，这个单位要有一台 64 排双源，尿酸盐结晶成像的设备。他能做出验证，这就好办了。我提出的要求并不高。但是 64 排双源，尿酸盐结晶成像，县级医院装的不多，市级医院装的已经不少了。现在已经有部分人，一部分医务人员开始推广了。我们做了一套课件，总命名尿酸盐结晶，下面设了 10 个子课件。第一个，病因；第二个，病理生理；第三个，临床常规诊断；第四个，观手指诊痛风；第五个，痛风病的传统症状；第六个，痛风病人的尿酸盐结晶的合并症；第七个，药物治疗，药物治疗当中，包括痛风病西医中的降尿酸药物和止疼药物，还有合并症的药物处理；第九个，祖国医学对痛风的认识；第十个，非药物疗法。10 个课件，就是做普及。我们曾经在院内做过两次，在院外做过一次。但是呢，我们还想在国家级会议上将，今年我们已经投出去两篇稿子了。同时我们还想接着在国家级期刊上做文章，意思就是大家都去做了，世上本无路，走得多了就有路了。大家都去做了，就有路了。路明了。

学生问：崔老师，您是如何判断传承人正确理解痛风诊断理论的，尤其是其对难点、关键点的理解？采取什么措施使其深入正确的理解。如何判断传承人熟练、准确、快速地掌握？

崔老：可以这样讲，关键问题是三个。第一，这个人的基础知识；第二，这个人的爱好，他喜欢不喜欢，第三，这个人的悟性。他悟不悟，学中医来讲，很大程度上是悟，如果他悟性很好，能举一反三，举一反十。自己给予命题，自己给以验证，这就叫悟性。如果自己给以命题，自己不给以肯定，自己不给以验证，自己不给以否定，这个命题就是瞎的。现在我的看法是，中医首先要敢于否定自己，不是说否定中医，而是否定自己的认识程度。现在有两个错误的观念：第一个错误的观念认为中医是万能的，中医是无病不看的，中医是看不好疾病的，这个观点是错误的；第二个观点，认为中医是无能的，鸡叫天也明，鸡不叫天也明，中医是多余的，这个观点也是错误的。我认为，正确的观点是，学好基础理论，充实现代医学临床，在两个基础充分发挥中医的潜力，在中医临床实践当中找出更多中医的术。很多人认为中医是模糊的，把中医的模糊概念传到西医那里去了，西医也跟着模糊起来。比如清热解毒，这个毒是啥？中医有清热解毒，中医有对毒的解释，但是不少同志也跟着学，西医同志应该更深入了解这个毒是啥。再比如讲，活血化瘀，瘀是啥。那就是说，中医形象思维设定了个瘀，对西医来讲，你就应该从逻辑思维来验证中医这个瘀。这才对。所以说，什么叫深入研究，提出命题，进行验证，这就是研究。这是我的个人观点，不要人云亦云。